用好五驾马车　轻松管控糖尿病

戴信刚　徐静　编著

U0271156

陕西新华出版传媒集团

陕西科学技术出版社

图书在版编目（CIP）数据

用好五驾马车　轻松管控糖尿病/ 戴信刚，徐静编著.
—西安:陕西科学技术出版社，2017.10
ISBN 978 - 7 - 5369 - 7088 - 5

Ⅰ.①用… Ⅱ.①戴… ②徐… Ⅲ.①糖尿病—防治
Ⅳ.①R587.1

中国版本图书馆 CIP 数据核字(2017)第 233798 号

用好五驾马车　轻松管控糖尿病
戴信刚　徐静　编著

责任编辑	高曼　宋宇虎
封面设计	前程设计

出 版 者	陕西新华出版传媒集团　陕西科学技术出版社
	西安北大街 131 号　邮编 710003
	电话 (029) 87211894　传真 (029) 87218236
	http://www.snstp.com
发 行 者	陕西新华出版传媒集团　陕西科学技术出版社
	电话(029) 87212206　87260001
印　　刷	陕西博文印务有限责任公司
规　　格	787mm×1092mm　　16 开本
印　　张	10
字　　数	130 千字
版　　次	2017 年 10 月第 1 版
	2017 年 10 月第 1 次印刷
书　　号	ISBN 978 - 7 - 5369 - 7088 - 5
定　　价	35.00 元

戴信刚　1936 年生,1960 年毕业于原西安医学院医疗系,主任医师,教授,硕士研究生导师,原西安交通大学第二附属医院内分泌科主任。曾任中华医学会内分泌学分会委员,陕西省内科学会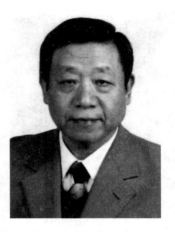理事,陕西省内分泌肾脏病学会主任委员,陕西省糖尿病研究会秘书长,陕西医学会内分泌学分会主任委员。在内分泌及肾脏疾病的诊治方面具有极为丰富的临床经验。与外科合作的"胰腺节段移植治疗 1 型糖尿病"项目曾获陕西省科学技术进步二等奖、卫生部三等奖。参与编写出版《糖尿病保健咨询》《糖尿病》等图书。

徐静 主任医师，教授，硕士研究生导师，西安交通大学第二附属医院内分泌科主任。现任中华医学会糖尿病分会全国委员，中华医学会糖尿病分会肥胖与糖尿病学组委员，中国医师协会内 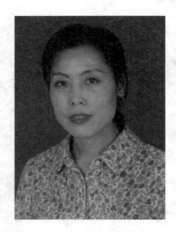 分泌代谢科医师分会委员，中国女医师协会糖尿病专业委员会委员，陕西省医学会糖尿病分会副主任委员，西安市医学会骨质疏松学会副主任委员，陕西省保健协会糖尿病专业委员会副主任委员，陕西省卫生系统高级职称评审委员会委员。

从事内分泌代谢专业的医疗、教学及科研工作30余年。擅长糖尿病及其并发症、甲状腺疾病等的诊治，对垂体、肾上腺、肥胖相关的内分泌代谢疾病的诊治具有丰富的临床经验。获得多项院新技术新疗法资助，主持或参加完成国家级和省级科研项目多项。在SCI、MEDLINE及国家核心期刊发表论文40余篇。主编及参编著作10多部。

糖尿病已经成为严重威胁人类健康的常见病、多发病。世界各地的糖尿病发病率都在以令人惊恐的速度上升,在许多国家,它已成为致死、致残并造成医疗开支增高的主要原因。

根据国际糖尿病联盟最新数据显示,截止 2015 年,在全球范围内,糖尿病患病率高达 8.8% ,糖尿病患者达 4.15 亿人;糖尿病前期患病率达 6.7% ,糖尿病前期人群达 3.18 亿人。如果不加干预,到 2040 年,糖尿病患者将达 6.42 亿人,糖尿病前期人群将达到 4.81 亿人。此外,在 4.15 亿糖尿病患者中有近一半(46.5%)人群未被诊断。糖尿病消耗全球医疗费用的 12% ,到 2040 年,糖尿病相关医疗费用将突破 8020 亿美元。

近 30 年来,我国糖尿病患者的增速令人震惊,尤其是 2000 年后呈现加速增长趋势。1980 年至 2007 年间进行了 5 次全国性糖尿病流行病学调查,其患病率从 1980 年的 0.67% 上升至 2007 年的 9.7%。而根据国际最新临床诊断标准(加入糖化血红蛋白≥6.5% 标准)调查显示,2010年我国成人糖尿病患病率达到 11.6% ,有 1.139 亿糖尿病患者;糖尿病前期患病率 50.1% ,有 4.934 亿糖尿病前期人群,也就是说,我国半数成年人口已经成为"准糖人",其中三分之一的糖尿病前期患者将进展为糖尿病。调查显示,我国糖尿病患者病情知晓率不到 1/3,且仅有 1/4 的患者接受过治疗,而接受过治疗的中国糖尿病患者,仅有略高于 1/3 的人血糖达标。

无论是糖尿病还是糖尿病前期,患病率都随年龄的增长而增高,随着我国老龄化的加速,糖尿病问题会给家庭和社会发展带来更大的负担,同时,糖尿病知识的普及也潜在巨大的市场需求。

糖尿病具有一定的隐蔽性,病情复杂,并发症严重,糖尿病及其并发症所造成的危害,严重地影响着患者的工作和生活,给患者及家属带来很大困扰。到目前为止,世界范围内尚无根治糖尿病的办法,但糖尿病是可以得到满意控制的。只要诊断及时,强化治疗,就可以使病情稳定,从而防止和延缓并发症的发生和发展。

由于糖尿病目前还是一个终身性疾病,患者不可能也不必要长期住院治疗,要基本上能像常人一样生活和工作,患者就必须学习糖尿病的相关知识。糖尿病的防治是一个综合性的系统工程,要想控制好糖尿病,就必须驾驭好五架马车,它们分别是:糖尿病教育、血糖监测、饮食治疗、运动治疗、药物治疗。本书即以控制糖尿病的五驾马车为主线,结合我们在长期的临床教学实践中的体会,用通俗易懂的语言,全面系统地介绍了糖尿病防治的有关知识,介绍了糖尿病与其他相关疾病的关系,教给患者如何把日常生活与糖尿病防治结合起来,对近年来的一些防治新观念也有所涉及,纠正了很多糖尿病患者的错误认知。在编写中,我们尽可能做到科学性、通俗性、趣味性、实用性和可操作性的统一,力求使广大读者通过学习,能够对糖尿病有一个全面正确的认识,提高他们在糖尿病防治中的主动性和能动性,收到事半功倍的防治效果。

在该书的编写工作中,张春虹、王俊红、丁石梅、杨妙妍、焦杨、董鹏、张静、张妍几位同志做了很多工作,为书增色不少,特此说明。

考虑到临床工作的实际情况,书中采用了临床上仍在使用的一些计量单位,同时给出了其与法定计量单位的换算关系,特此说明。

虽然我们力求尽善尽美,但书中肯定还会有不足之处,恳望广大读者提出宝贵意见,以便进一步修改完善。

编 者
2017 年 3 月

目 录 | contents

第一章

糖尿病教育

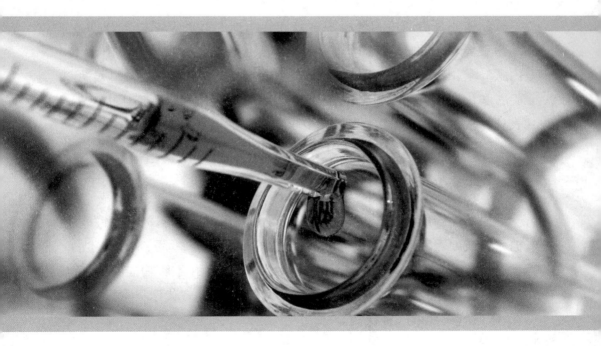

糖尿病教育是对糖尿病高危人群、糖尿病病人及其家属进行糖尿病相关知识的宣传教育，是管控糖尿病的五驾马车之一。

第一节 糖尿病简述

一、概述

糖尿病是由遗传和环境因素共同作用而引起的一组以糖代谢紊乱为主要表现的临床综合征，它是一种全身慢性代谢性疾病。由于体内胰岛素相对或绝对不足以及靶细胞对胰岛素敏感性降低而引起糖、脂肪和蛋白质代谢紊乱。其主要特点是高血糖和糖尿。临床上主要表现为三多一少，即多食、多饮、多尿和消瘦。根据导致血糖升高的原因不同，糖尿病可分为原发性和继发性两种类型。

（一）原发性糖尿病

原发性糖尿病是指发病原因尚未确切明了的糖尿病，也称特发性糖尿病或原因不明性糖尿病，占糖尿病的绝大部分，也是本书叙述的重点。它是由遗传背景及环境因素所导致的胰岛 β 细胞功能减退，胰岛素分泌不足及组织细胞对胰岛素的敏感性下降，有代谢异常及大血管、微血管病变的一种疾病。

（二）继发性糖尿病

继发性糖尿病是由其他疾病引发的糖尿病，病因清楚，占糖尿病的少数。从病因考虑又可分为以下四类：①胰原性糖尿病，由胰腺疾病引起,如胰腺炎、胰腺结石、胰腺肿瘤、胰腺切除术后胰岛组织被广泛破坏等均可导致胰源性糖尿病。②内分泌性糖尿病,有些内分泌疾病可引起对抗胰岛素的各种激素增多,使胰岛素相对不足,而导致继发性糖尿病,如肢端肥大症、甲亢、皮质醇增多症等。③血液真性红细胞增多性糖尿病,真性红细胞增多症是由于血液中红细胞成分增多,血液黏稠度增高,影响胰岛素在血液中的循环,不能使胰岛素充分发挥作用,致使糖耐量减低,出现糖尿病症状。④医源性糖尿病,因长期服用肾上腺糖皮质激素所致,如女性避孕药、女性激素及噻嗪类利尿药等均可引起糖代谢紊乱。继发性糖尿病除高血糖外均有其原发病的症状。

二、糖尿病的流行及发病概况

(一) 我国糖尿病的流行及发病概况

糖尿病是影响人民健康和生命的常见病,随着人民生活水平的不断提高,饮食结构的改变及工业现代化的发展,其发病率正在逐渐上升。患病率高峰在 50～70 岁。1995 年全国 25.2 万人口调查表明,糖尿病患病率最高为 46.0‰(新疆克拉玛依市),其次是北京地区39.9‰,绝大多数地区在 25.0‰左右,极少数贫困地区为 8.7‰。糖耐量异常的患病率与糖尿病基本平行,新疆克拉玛依地区为 63.9‰,其次是北京地区 52.8‰,多数地区为 20.0‰～30.0‰,最低的糖耐量异常的患病率为 10.2‰。按多数地区糖尿病患病率 25.0‰计算,与15 年前全国 30 万人群调查的糖尿病患病率 6.09‰相比,是 15 年前的 4 倍多。2007 年杨文英教授牵头所做的流调发现成人中糖尿病的患病率达到 9.7%,男性与女性患病率无明显差别,但患病率与年龄和超重却显著相关。此外,在糖尿病人群中发生冠心病、缺血性或出血性脑血管病、失明、肢端坏疽等严重并发症者,较非糖尿病人群多 2～3倍或更多。

中国 2 型糖尿病的患病率（%）

年份	调查者	T2DM（2 型糖尿病）	IGT（糖耐量减低）
1980 年		0.67	—
1994 年	潘孝仁	2.51	3.20
1996 年	向红丁	3.21	4.72
2002 年	向红丁	3.331	—
2007 年	杨文英	9.7	15
2010 年	宁　光	11.6	50.1

IGT 是介于糖尿病与正常血糖之间的一种状态，属于糖尿病前期，是糖尿病的必经阶段。宁光教授的调查发现，IGT 的患病率高达 50.1%，也就是说中国成人中有一半的人是糖尿病的后备军。

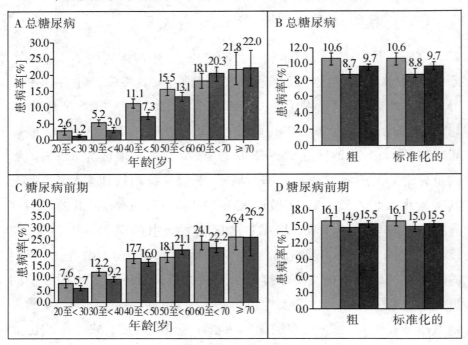

糖尿病患病率与年龄的关系

■男性　■女性　■总体

（二）世界各地糖尿病的发病概况

糖尿病的发病率在世界各地都有逐渐增高的趋势。在欧洲,糖尿病发病率为 2%,美国为 5%。15 岁以下的患病率仅为 0.4‰,占糖尿病总数的 4%,而 50 岁以上的人群发病率高达 16%,在亚洲、非洲及大洋洲,糖尿病也不少见,日本的发病率为 3% ~ 4%,印度发病率为 2.2% ~ 4.12%,澳大利亚为 2.9%,巴基斯坦为 1.5%,菲律宾为 9.7%,专家预测 21 世纪糖尿病发病的高峰在亚洲。

第二节　胰腺和胰岛素知识

一、胰腺与胰岛的解剖

（一）胰腺解剖

胰腺是位于腹膜后的一个狭长的腺体,它属于人体第二消化腺,横过于第 1 ~ 2 腰椎前方,可分为头、颈、体、尾四部分,头部在右侧被十二指肠环抱,胰尾在左侧与脾门邻接。胰腺有一条主导管贯穿胰腺

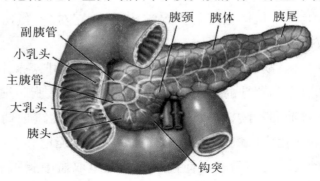

胰腺解剖图

全长,称为胰管,它开口于十二指肠中部,将胰液输送到消化道。从功能上讲,胰腺由外分泌和内分泌两部分组成。外分泌主要分泌胰液,含有胰蛋白酶等多种消化酶,主要作用是消化食物。内分泌主要由胰岛组成,主要作用是分泌胰岛素。

(二)胰岛结构

胰岛是分散在胰腺外分泌腺泡之间大小不等的细胞团。成人胰岛总数约 100 万～200 万个,总重约 1g,胰岛在胰尾分布较多。胰岛分泌的激素直接进入血液运送到全身。胰岛细胞主要有三种类型:

B(β)细胞:占胰岛细胞的 70%～75%,分泌胰岛素,其作用主要是降低血糖。

A(α)细胞:占胰岛细胞的 25%～30%,分泌胰高血糖素,主要作用是升高血糖而与胰岛素相拮抗。

D(δ)细胞:约占胰岛细胞总数的 5%,分泌生长抑素(GHRIH,SS)。生长抑素对胰岛 B(β)细胞分泌胰岛素与 A(α)细胞分泌胰高血糖素均有抑制作用,且以抑制胰高血糖素占优势。

二、胰岛素的作用及其分泌的调节

(一)胰岛素的生理作用

胰岛素是调节机体代谢的重要激素之一,它对糖、蛋白质和脂肪的代谢均有重要作用。

(1)糖代谢:胰岛素可使肝脏将葡萄糖合成为肝糖原并抑制肝糖原的分解和肝中葡萄糖的释放,可以促进葡萄糖进入脂肪细胞并在细胞内代谢成甘油和乙酰辅酶 A,合成脂肪,还可以促进葡萄糖进入肌肉细胞,最后氧化成二氧化碳和水,并提供给机体能量。

(2)脂肪代谢:胰岛素可促进脂肪细胞摄取血中脂肪酸,促进脂肪细胞内脂肪的合成并抑制脂肪的分解,其间,胰岛素还可促进肝脏利用葡萄糖合成甘油三酯。

（3）蛋白质代谢:胰岛素可阻止肝中蛋白质的分解,促进肌细胞蛋白质的合成。

（二）胰岛素分泌的调节

胰岛素的合成与分泌受许多因素的影响,但主要是体内营养物质（特别是糖类）、激素和神经系统。现分别叙述如下:

（1）葡萄糖:葡萄糖是调节胰岛素分泌的主要物质,血中葡萄糖浓度增加,胰岛素分泌也随着增加,葡萄糖浓度下降,胰岛素分泌也随之减少。正常人葡萄糖刺激胰岛素分泌的最低有效浓度与基础空腹血糖水平（$3.3 \sim 5.6$mmol/L）相等。在此水平以上时,血糖浓度的微小变化就会显著地影响胰岛素的分泌,血糖在 $6.11 \sim 8.33$ mmol/L（$110 \sim 150$mg/dL）时刺激胰岛素分泌的作用最强。

（2）激素:刺激胰岛素分泌的激素有生长激素、甲状腺素、胰高血糖素、肾上腺皮质激素等。

（3）神经系统:中枢神经系统通过交感和副交感神经影响胰岛素的分泌。而交感神经和副交感神经通过神经末梢和影响肾上腺髓质的分泌进而影响胰岛素的分泌。交感神经主要抑制胰岛素的分泌。

三、胰岛素受体

所谓受体就是存在于细胞膜、胞浆或细胞核内的特定结构,它能选择性地与特定的激素相结合,这个特定的结构就叫做该激素的受体。胰岛素受体就是存在于细胞膜上的能与胰岛素相结合的特定结构。胰岛素与其受体结合后可发生一系列的连锁反应,从而发挥胰岛素的生理效应。每个细胞中都存在有一种或多种激素的受体,每一种激素的受体数在一定条件下是相对恒定的。但每个受体也像其他结构一样,在一定条件下也可以发生受体损失。受体数量越多,胰岛素作用的敏感性越高,受体数量越少,胰岛素作用的敏感性越低。现已证明,当细胞表面的胰岛素受体数量因为某种原因而减少时,血中胰岛素水平就会代偿性升高,组织细胞对胰岛素的敏感性也随之降低,即出现了胰岛素抵抗。

四、胰高血糖素与胰岛素的相互关系

胰高血糖素是胰岛 A(α)细胞所分泌的,在正常生理状态下,胰高血糖素的主要作用是升高血糖,而与胰岛素的降血糖作用相拮抗。胰高血糖素还可作用于 B(β)细胞,从而促进胰岛素分泌。胰岛素又能抑制 A(α)细胞分泌胰高血糖素,降低胰高血糖素对 B(β)细胞的刺激作用。两者共同调节使血糖维持在一个相对稳定的范围,维持机体内环境的相对稳定。

第三节　糖尿病的病因

一、遗传因素

糖尿病的病因目前尚未完全阐明。通常认为遗传因素、环境因素及二者之间复杂的相互作用是发生糖尿病的主要原因,而且属于多基因遗传范畴。

调查发现,父亲和母亲都患糖尿病时,其子女糖尿病的患病率较高;父亲或母亲一方患糖尿病时,其子女糖尿病的患病率较前者低;父亲和母亲双方都没有糖尿病时,其子女糖尿病的患病率最低。另外,有人对单卵双胞胎中糖尿病发病情况的研究表明,如双胞胎中一人在50 岁以后出现糖尿病,另一人在几年内也发生糖尿病的几率达90%以上,其中大多数病人为 2 型糖尿病。如双胞胎中一人在 40 岁以前出现糖尿病,另一人也发生糖尿病的几率接近 50%,其中大多数病人为 1 型糖尿病。以上情况表明,遗传因素在 2 型糖尿病中所占的地位比 1 型糖尿病更重要。

糖尿病是遗传性疾病,但环境因素对糖尿病的发病起着十分重要的作用。如斐济在 1965 年,糖尿病的患病率仅为 0.6%,而 1980 年增长到 15.8%,分析其原因,主要是该地居民物质生活改善,经济收入增加,再加上该地崇尚肥胖者,喜欢请客吃喝。这样大量摄入高热量低纤维的食物,且体力活动减少,使肥胖者增多,糖尿病的患病率也增高。我国近几年来,随着工业现代化的发展,人民生活的改善,饮食结构的改变以及人民寿命延长,糖尿病的患病率也逐渐增加。所以,我们一定要注意饮食结构,多参加体力活动和体育锻炼,防止肥胖,预防糖尿病的发生。

二、诱发因素

(一)感染

感染在糖尿病的发病诱因中占有非常重要的位置,特别是病毒感染是 1 型糖尿病的主要诱发因素。在动物研究中发现许多病毒可引起胰岛炎而致病,包括脑炎病毒、心肌炎病毒、柯萨奇 B4 病毒等,病毒感染可引起胰岛炎,导致胰岛素分泌不足,从而产生糖尿病。另外,病毒感染后还可使潜伏的糖尿病加重而成为显性糖尿病。

(二)肥胖

大多数 2 型糖尿病病人体型肥胖,肥胖是诱发糖尿病的另一因素。肥胖时脂肪细胞膜和肌肉细胞膜上胰岛素受体数目相对减少,对胰岛素的亲和能力降低,使组织细胞对胰岛素敏感性下降,导致葡萄糖的利用障碍,使血糖升高而出现糖尿病。

(三)体力活动

我国农民和矿工的糖尿病发病率明显低于城市居民,推测与城市人口参与体力活动较少有关。体力活动增加可以减轻或防止肥胖,从而增加胰岛素的敏感性,使血糖能被利用,而不出现糖尿病。相反,若体力活动减少,就容易导致肥胖,引起组织细胞对胰岛素的敏感性降低,血糖利用受阻,就可能出现糖尿病。

(四)妊娠

妊娠期间雌激素增多,雌激素一方面可诱发自体免疫,破坏胰岛β细胞,另一方面雌激素有对抗胰岛素的作用,因此,多次妊娠可诱发糖尿病。

(五)环境因素

在遗传的基础上,环境因素作为诱因在糖尿病发病中占有非常重要的位置。环境因素包括空气污染、噪音、社会的竞争等,这些因素诱发基因发生突变,突变的基因随着上述因素的严重程度和持续时间的增长而越来越多,突变基因达到一定程度(医学上称之为阈值)即发生糖尿病。

第四节 糖尿病的发病原理

一、正常血糖及其维持恒定的因素

血液中所含的葡萄糖称为血糖。血糖浓度在 24 小时内稍有波动,饭后血糖可以暂时升高,但不超过 10 mmol/L(180 mg/dL)。空腹血糖浓度比较恒定。正常为 3.3 ~ 5.6 mmol/L(60 ~ 100 mg/dL)。血糖的主要来源是食物中的淀粉。在不进食的情况下,血糖主要来源于肝糖原的分解及糖的异生,蛋白质和脂肪通过糖的异生作用转变成游离葡萄糖释放到血液中。血糖的去路：①在组织器官中氧化分解供应能量；②进入肝脏和肌肉细胞合成糖原而储存；③转变为脂肪储存；④作为各组织细胞的组成部分。血糖的来源和去路两方面的动态平衡决定了血糖的浓度。

正常情况下,血糖浓度能够维持在相对恒定的水平是因为糖的分解代谢与合成代谢保持动态平衡。神经系统和各种应激可改变血糖浓度。胰岛素是降低血糖的激素,胰高血糖素、肾上腺皮质激素、肾上腺素、生长激素、甲状腺激素等都是升高血糖的激素。当血糖浓度低于正常时,一方面通过交感神经兴奋,使肾上腺素分泌增加,从而使血糖升高,另一方面,低血糖本身又可刺激胰岛 α 细胞分泌胰高血糖素,使血糖升高。当血糖过高时,胰岛素分泌增多使血糖降低,当血糖降低到一定水平时,胰岛素分泌就自动调节到低水平。肝脏是体内调节血糖最主要的器官,肌肉组织摄取和利用葡萄糖的速度对血糖浓度也有一定影响。通过上述途径,正常人血糖浓度可维持在相对恒定的水平。

二、基本环节

胰岛素分泌不足或延迟,血中存在胰岛素抗体、胰岛细胞抗体,胰岛素受体或受体后缺陷导致细胞对胰岛素不敏感是糖尿病发病的基本环节。

(一)胰岛素绝对不足和相对不足

胰岛素绝对不足和胰岛素相对不足是对胰岛 β 细胞分泌胰岛素的量在某种程度上的差别而言。1 型糖尿病病人,其胰岛 β 细胞遭到严重破坏,分泌胰岛素的量明显减少,血浆胰岛素水平低于正常人,体内胰岛素水平处于绝对不足状态。2 型糖尿病病人,其血浆胰岛素可有三种情况:低于正常、正常和高于正常,即便是后一种情况,按病人的体重来讲仍分泌不足,使体内胰岛素水平处于相对不足状态。在正常人体内,葡萄糖进入脂肪及肌肉细胞膜时,需要有胰岛素促进载体转运。而糖尿病病人胰岛素分泌不足或延迟,所以,葡萄糖的转运发生困难,使葡萄糖进入细胞减少,因而血糖升高。另外,胰岛素还有加强糖原合成酶的催化作用,当胰岛素分泌不足时,糖原合成减少,从而使肝糖原和肌糖原的贮存均减少,于是血糖增高。再一方面,胰岛素还可促进糖酵解过程中磷酸果糖激酶的合成,这又可诱导肝中 L－型丙酮酸激酶的合成,当胰岛素不足时,此二酶合成减少,于是糖酵解减弱,亦可造成血糖升高。部分病人餐后胰岛素分泌延迟,在 3 ~ 5 小时后持续分泌过高,甚至发生反应性低血糖。

(二)胰岛素抗体

我们知道抗体是机体在抗原物质刺激下所形成的一类具有与抗原发生特异性结合反应的球蛋白。那么,胰岛素抗体就是胰岛素刺激机体后所形成的一类能与胰岛素特异性结合的球蛋白。当机体内存在胰岛素抗体时,胰岛素就可与其结合,从而使血中活性胰岛素水平下降,进而导致糖的利用障碍,最终导致血糖升高。

(三)胰岛细胞抗体

胰岛细胞抗体是直接针对胰岛细胞抗原的补体结合抗体。当体内存在该抗体时,就可与胰岛细胞结合,从而发生一系列抗原抗体反应,使胰岛细胞破坏,从而产生胰岛素减少,导致血糖升高。研究发现,胰岛细胞抗体是 1 型糖尿病发病早期(即无症状期)比较特异的一项指标,但随 1 型糖尿病发展时间的推移,滴定度逐渐下降。对于 2 型糖尿病,若胰岛细胞抗体阳性,就有可能是成人晚发的自身免疫性 1型糖尿病。

(四)受体或受体后缺陷

胰岛素受体位于胰岛素起作用的靶细胞膜上的特定部位,仅可与胰岛素结合,有高度特异性。胰岛素的受体数及胰岛素与受体结合的亲和力受胰岛素血浓度的调节。在肥胖的 2 型糖尿病患者中,脂肪细胞膜上受体数下降,因此,该组病人对胰岛素较不敏感,而对血糖利用减少,以致发生高血糖。而高血糖时又可刺激胰岛素分泌,但血浆胰岛素越高,受体越不敏感,形成恶性循环。另外,少数病人由于体内出现了胰岛素受体的抗体,胰岛素受体就可以与其抗体结合,使胰岛素不能发挥正常作用,进而导致高血糖。此外,有个别人胰岛素虽能与受体结合,但在结合后的连锁反应中,某一环节发生障碍,最终不能起到降糖作用,使血糖升高而发生糖尿病。

三、原发性糖尿病的分型

原发性糖尿病按是否依赖胰岛素分为两型,必须依赖外源胰岛素维持生命者称 1 型糖尿病,此型患者大多为幼年或青少年起病者,也可见于成年人,大多属重型及脆性型糖尿病,如停用胰岛素就会发生酮症酸中毒而威胁生命。不须依赖外源性胰岛素维持生命者称为 2 型糖尿病,此型患者大多数为成年人或老年人,但也可见于青少年,患者大多肥胖,血浆胰岛素分泌高峰延迟而偏高,胰岛素受体减少,从而对胰岛素不敏感。

(一)1 型糖尿病

1 型糖尿病是以胰岛素分泌绝对缺乏为特征。由于明显的低胰岛素血症,病人常常临床症状明显,例如烦渴、多饮、多尿、多食、消瘦等,并且容易出现糖尿病的急性并发症,如酮症酸中毒。为了预防酮症酸中毒和死亡,这些病人需要外源性胰岛素替代治疗。在糖尿病发病以后,病人偶然进入一个"蜜月阶段",这个阶段可能持续数周或数月,一般不超过两年,少数可达 5 年,在这个阶段内源性胰岛素的分泌恢复,而且糖代谢可能接近正常。不幸的是在蜜月阶段过后,这种疾病总是再发,而且需要终生胰岛素治疗。

　　1 型糖尿病发病的高峰年龄是在 11～13 岁,与青春期的出现相一致,但是 1 型糖尿病在任何年龄都可以发病,包括年龄较大者。患这类疾病的病人,通常体重正常或偏瘦。另外,特殊的人类白细胞抗原的表现型 DR3、DR4 在 1 型糖尿病病人中出现的频率较在一般人群中出现的频率高得多。在单卵双胎孪生姊妹中同时患 1 型糖尿病的发病率低于 50%(也就是单卵双胎孪生姊妹两个人都患 1 型糖尿病的少于 50%),这说明基因和环境因素对糖尿病的发生都很重要。

　　1 型糖尿病的病因是不清楚的。有假设提出,一种病毒或其他疾病作为起始因素可能损害胰腺的 β 细胞,接着由于缓慢的自身免疫在易感的个人身上出现 β 细胞的持续损害。抗胰岛细胞抗体和抗胰岛素抗体可能在糖尿病出现前数年,在这类病人体内可以检测到。下一步是缓慢的糖耐量减低,最终导致临床糖尿病的发生。在疾病发生后不久,胰岛细胞抗体在 1 型糖尿病病人的出现率达 90%,但是在 20 年以后,这些抗体的出现频率减少到 5%～10%。在假设的自身免疫病因的基础上,对于涉及早期糖尿病的免疫抑制治疗的研究已取得初步成功。

(二)2 型糖尿病

　　2 型糖尿病较 1 型糖尿病更常见,其比例大约为 10:1,而且它的发病通常在 40 岁以后。2 型糖尿病中 50%～90% 的病人体重超过标准体重。而且腹部肥胖与 2 型糖尿病的关系较臀部和大腿部肥胖更密切。一些病人无临床症状,其血糖水平升高是在常规实验室检查中发现的。在另一些病人,可能会因多尿、烦渴、虚弱、疲乏或体重减轻去就诊。

　　2 型糖尿病患者血浆胰岛素水平是相对减低,但减低的程度不像 1 型糖尿病病人那样严重。有些病人血浆胰岛素水平可能在正常范围,甚至升高。然而,2 型糖尿病患者在口服葡萄糖耐量试验后胰岛素的分泌总是较少的。由于胰岛素缺乏不是 2 型糖尿病的标志,所以

2型糖尿病患者除非应激情况,像心肌梗死或感染、酮症很少发生。

另外,2型糖尿病患者常常伴有不正常的胰岛素分泌和胰岛素抵抗。这种胰岛素抵抗是由于胰岛素与它的受体的结合减少及胰岛素起作用过程中受体后缺陷。这样,胰岛素分泌减少和胰岛素作用过程受损都可以使2型糖尿病患者血糖升高。

尽管以上的分类是很方便和很有用的,但仍有一些病人是很难归属于这两种类型中。随着对糖尿病研究和认识的不断深化,普遍认为糖尿病并非单一疾病,而是一组临床综合征群,其病因是多源性的,发病机理也较复杂,因而,近年来多次对糖尿病的分类和诊断标准进行了改进。1985年世界卫生组织"糖尿病专家委员会"发表了关于糖尿病分类和诊断标准的建议。建议指出将1型和2型糖尿病只作为临床类型,不代表发病机理上的差别,即1型糖尿病与胰岛素依赖型糖尿病、2型糖尿病与非胰岛素依赖型糖尿病具有相同含义。

(三)1型和2型糖尿病的比较

1型和2型糖尿病的比较

项　目	1型糖尿病	2型糖尿病
发病年龄	青年起病,常<30岁	成年起病,常>40岁
酮症	常见	不常见
体重	消瘦	肥胖(50%~90%)
内生胰岛素的分泌	绝对缺乏	相对缺乏
胰岛素抵抗	偶然	几乎都有
双胞胎的发病情况	同时患病率<50%	几乎100%的同时患病
胰岛细胞抗体	常见	缺乏
与自身免疫性疾病的关系	常见	无
用胰岛素治疗	需要	常常不需要

（四）糖尿病病因学分类（WHO,1999）

1. 1 型糖尿病（胰岛 β 细胞破坏,常导致胰岛素绝对缺乏）

A. 自身免疫性（急发型、缓发型）

B. 特发型

2. 2 型糖尿病（从胰岛素抵抗为主伴胰岛素相对不足到胰岛素分泌不足为主伴胰岛素抵抗）

3. 其他特异型

A. 胰岛 β 细胞功能基因异常

B. 胰岛素作用基因异常

C. 胰腺外分泌疾病

D. 内分泌疾病

E. 药物或化学制剂所致

F. 感染:先天性风疹、巨细胞病毒感染及其他

G. 免疫介导的罕见类型

H. 伴糖尿病的遗传综合征

4. 妊娠糖尿病

第五节　糖尿病的临床表现

糖尿病为慢性进行性疾患,1 型糖尿病占糖尿病的 5% ~ 10% ,发病急,在数月内就有明显的"三多一少"（多饮、多尿、多食、消瘦）的表现。而占 90% 左右的 2 型糖尿病,进展缓慢,大多数病人难以较准确地估计自己的发病日期。现以临床常见的 2 型糖尿病为例简述临床表现如下:

一、无症状期

这段时间可长可短,因人而异。大多是中年以上,食欲良好,体态肥胖,自身无感觉。往往是在检查身体或检查其他疾病时发现该病,如痈、疖等。此时空腹血糖可正常或稍高,糖耐量曲线往往显示降低。有些人在进食后胰岛素分泌持续增加,3~5 小时后,可出现血浆胰岛素水平不适当的过高,引起反应性低血糖,并可能是个别病人的首发症状。要特别引起注意。

二、症状期(三多一少)

当病情发展或有其他诱因时,病情加重而成为显性糖尿病,可出现典型的症状。症状有轻有重,有的还可能兼有其他并发症,典型的症状是三多一少。

多尿:这是大多数患者具备的典型症状,自觉尿意频繁,小便量和小便次数明显增加,一天尿量在 3 升以上,偶尔可达 10 余升,若遗在深色的内裤上时,可发现白色遗迹。产生多尿的原因是由于糖尿病患者胰岛素缺乏(相对或绝对),导致葡萄糖利用障碍使血糖升高,随血流经肾脏滤出葡萄糖增加,因而尿中糖增加。由于葡萄糖的高渗利尿作用而产生多尿。在肾功能良好的情况下,病情越重,尿量越多。

多饮:多尿症状出现时患者发生口渴而饮水,饮水量和次数都较前增加,有时一天能喝几热水瓶水。产生多饮的原因是含糖的尿液带走了体内的水分。身体在缺水的情况下,大脑"渴感中枢"就会兴奋,人们即有渴的感觉,进而饮水来补充体内缺水以减轻渴感。在"渴感中枢"良好的情况下,糖尿病病情越重,口渴越严重,饮水也就越多。

多食:食量增加是糖尿病的常见症状。患者常常易饥多食,有的每日能进食 1 kg 左右,患者经常保持良好的食欲。如果突然食欲下降,就可能出现严重合并症,特别是酮症,这是特别要注意的。产生多食的原因是作为身体能量主要来源的葡萄糖不能利用,随尿排出体外,身体处在饥饿状态。同样人们大脑"食欲中枢"细胞饥饿则处于兴奋状态,人们就有饥饿感,从而进食补充能量,以减轻饥饿,病情越重,吃得越多。

消瘦:这是指严重糖尿病或者病情在某一段时间加重时体重减轻,患者感到疲乏。病情稳定时,除消瘦型的 2 型糖尿病外,一般没有明显的消瘦,而且大多数身体较为肥胖,因此,消瘦不能作为糖尿病常见表现。

其他症状:①皮肤瘙痒:许多病人在病情严重时有皮肤瘙痒的症状,特别是女性患者,外阴周围皮肤被含糖的遗留尿液刺激而发生奇痒。②性功能低下:男女均可发生性功能减退,男性发生阳痿。

第六节　糖尿病的诊断和鉴别诊断

一、世界卫生组织糖尿病的诊断标准

糖尿病的诊断应根据家族史、病史、临床表现和血糖、尿糖、胰岛素水平综合考虑的,应排除继发性糖尿病,其中血糖是必要的诊断指标。

世界卫生组织"糖尿病专家委员会"第二次报告提出如下糖尿病诊断标准:

(1)如有糖尿病症状,任何时候血糖≥11.1 mmol/L(200 mg/dL)及/或空腹血糖≥7.0 mmol/L(126 mg/dL)或者 75 g 葡萄糖负荷后 2 小时血糖≥11.1 mmol/L(200 mg/dL),可诊断为糖尿病。如任何时候血糖≤7.8 mmol/L(140 mg/dL)及空腹血糖<5.6 mmol/L(100 mg/

dL),可排除糖尿病。

（2）如结果可疑（血糖值在上述二者之间），应进行 OGTT（成人口服 75 g 葡萄糖，儿童每千克体重用 1.75 g，总量不超过 75 g），2 小时血糖≥11.1 mmol/L（200 mg/dL）可诊断为糖尿病，若 2 小时血糖＜7.8 mmol/L（140 mg/dL）可排除糖尿病，若 2 小时血糖在 7.8～11.1 mmol/L（140～200 mg/dL）之间为葡萄糖耐量异常（IGT）。

（3）如无糖尿病症状，需另择日重复测定血糖以明确诊断。

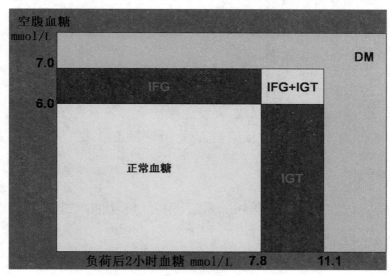

WHO 糖尿病诊断标准图

DM　糖尿病；　IFG　空腹糖调节受损；　IGT　糖耐量减低

二、鉴别诊断

原发性糖尿病的确诊，必须排除其他原因所致的尿糖试验阳性和继发性糖尿病，以及少见的多饮、多尿的疾患。

（一）尿崩症

该病有明显的多饮、多尿。有的病人烦渴难忍。但有以下几点可与糖尿病鉴别：①尿多但尿比重低（通常尿比重在 1.005 以下），而糖尿病尿比重高。②尿中无糖。③血糖正常。

（二）食后糖尿

食后糖尿是指糖类在胃肠道吸收过快，故进食后出现一过性高血糖和糖尿。可见于胃空肠吻合术后、甲状腺功能亢进或葡萄糖转化为肝糖原功能延缓和不全。这些病人在做糖耐量时（空腹血糖正常）半小时和 1 小时血糖浓度超过正常，而 2 小时和 3 小时血糖正常或低于正常。

（三）应激性糖尿

发生颅脑外伤、脑血管意外、急性心肌梗死等急性疾患时，由于应激效应，大量的肾上腺素释放，促肾上腺皮质素等因素参与，可暂时引起高血糖和尿糖。在应激反应消失后，可恢复正常。

（四）继发性糖尿

如皮质醇增多症、胰腺切除术后、甲亢、肝功能减退等，这些都有相关原发病的表现。

第七节　糖尿病的并发症

糖尿病到目前为止还是一个不能根治的慢性疾病，糖尿病并不可怕，但是，它所带来的各种并发症是极其严重的、可怕的。有 80% 的糖尿病患者是死于并发症的。糖尿病并发症分为急性并发症和慢性并发症两类。

一、糖尿病的急性并发症

（一）糖尿病酮症酸中毒

1. 概念

糖尿病酮症酸中毒是糖尿病的严重急性并发症。人体内的脂肪酸不但可以被组织细胞利用产生能量，也可以在肝脏生成脂肪或转化成为酮体。胰岛素对酮体的生成有调节作用，当糖尿病患者血中胰岛素水平严重缺乏时，生成的酮体超过机体利用的能力，血清酮体积聚超过正常（0.3～2.0 mg/dL 或 2 mmol/L）水平就形成了酮血症，尿中出现酮体就称为酮尿，临床上把血酮升高、尿酮阳性统称为酮症。酮体中乙酰乙酸及 β-羟丁酸系酸性代谢产物，血中大量的酸性酮体堆积，消耗体内储备碱，从而引起酮症酸中毒。

2. 诱因

发生糖尿病酮症酸中毒的常见诱因是由于胰岛素严重缺乏和对抗胰岛素的激素（如肾上腺素、肾上腺皮质激素、胰高血糖素）分泌过多所致。以下几种情况可引起胰岛素严重缺乏而发生酮症酸中毒：

（1）由于感染、应激、外伤等，体内需要的胰岛素量增大，如未及时处理感染及增加胰岛素剂量，就有可能出现酮症酸中毒。

（2）原来应用胰岛素治疗，因感染、发热不能进食或其他原因停用胰岛素。

（3）1 型糖尿病病人，病重未治，体内胰岛素严重缺乏，初诊时即可因酮症酸中毒就诊。

3. 发病机理

（1）酸中毒：当糖尿病患者代谢紊乱严重时，脂肪动员和分解加速，大量脂肪酸在肝脏经 β 氧化产生酮体，因酮体中乙酰乙酸和 β-羟丁酸系酸性产物，能够消耗体内储备碱，从而引起酸中毒。由于体液缓冲及肺、肾对酸碱平衡的调节，早期血 pH 仍保持正常，属代偿性酮症酸中

21

毒。当病情进一步加剧,血酮体浓度继续升高,超过机体的调节能力时,血液 pH 下降,引起失代偿性酮症酸中毒。当血液 pH 降至 7.2 以下时,刺激呼吸中枢引起深快呼吸,降至 7.0 以下时可抑制呼吸中枢。

(2)严重失水:首先,由于大量酮体从肺、肾排出,带出大量水分,同时血糖浓度增高,血浆渗透压升高,伴渗透性利尿,使失水更严重;其次,蛋白质和脂肪分解加速,产生酸性代谢产物,排出时损失水分和钠、钾等阳离子;另外,酮症酸中毒引起厌食、恶心、呕吐,水摄入量减少,排出增多亦是导致脱水的原因。

(3)电解质平衡紊乱:主要因渗透性利尿丧失钾离子,在酸中毒情况下,钾离子从细胞内释出至细胞外液,所以,血清钾浓度可正常或偏高,但体内总钾仍是严重缺乏。在治疗过程中,随着血容量的补充,酸中毒的纠正及注射胰岛素,使钾离子转入细胞内,同时尿量增多使排钾增加,如补钾不足,可于短时内发生严重低血钾,导致心律失常,甚至心搏骤停。

(4)循环及肾衰竭:酸中毒时微循环功能失常,加之严重失水,血容量减少,血压下降,可发生周围循环衰竭。随着病情的发展,血压逐渐降低,肾灌注量减少,当收缩压低于 9.3 kPa(70 mmHg)时,肾滤过量减少引起少尿或尿闭,亦可发生急性肾衰竭。

(5)中枢神经功能障碍:因脑缺氧以及失水,血液黏稠度增加及循环衰竭等因素的参与,引起中枢神经功能障碍,导致呼吸加快加深、意识迟钝、嗜睡甚至昏迷。长期脑缺氧可导致脑水肿。

4. 糖尿病酮症酸中毒的临床表现

酮症早期常仅有多尿、口渴、多饮、疲倦等糖尿病症状加重的表现。当酸中毒发展至失代偿后,病情迅速恶化,患者会出现食欲下降、恶心、呕吐,再加上大量酮体的渗透性利尿而发生脱水,患者出现口干、皮肤干燥、眼球下陷、脉搏细弱、血压降低。由于酸性产物刺激呼吸中枢而出现深大呼吸。酮体从呼吸道排出,使呼气呈特殊的烂苹果味。又由于大量排尿时,将大量的钠、钾携带排出,可出现低钾的症状,如软弱无力、麻木等。严重时血压下降,四肢厥冷,发生周围循环衰竭,甚至肾功衰竭。另外,脱水酸中毒使中枢神经系统氧的利用发生障碍而出现脑缺氧,表现为头痛、头昏、神志淡漠、恍惚,甚至昏迷。

5. 实验室检查

尿糖、尿酮强阳性。血糖升高,多数为 16.7～33.3 mmol/L(300～600 mg/dL),有时可高达 55.5 mmol/L(1000 mg/dL)以上。血酮体增高,CO_2 结合力降低。当发生肾功不全时,血尿素氮和肌酐常升高。

6. 诊断

糖尿病酮症酸中毒的诊断,依靠临床表现和实验室检查容易确定。对昏迷、酸中毒、失水、休克的患者,均应考虑本病的可能,特别是对原因不明、呼吸有酮味或虽血压低而尿量仍较多者,更应提高警惕。

7. 治疗

(1)补液:糖尿病酮症酸中毒病人常有重度失水,所以,要首先纠正脱水,补液量和补液速度一般根据脱水程度来定。一般先用盐水加胰岛素,当血糖降至 13.9 mmol/L(250 mg/dL)以下时,可开始输入 5% 葡萄糖加少量胰岛素,以防止发生低血糖反应。

(2)胰岛素治疗:胰岛素治疗是酮症酸中毒治疗中最重要的一环,近年来多采用小剂量(速效)胰岛素治疗方案,这种方法不仅可靠、有效、简便、安全,而且较少发生低血钾、脑水肿和后期低血糖等严重副作用。其方法如下:最多采用的是静脉持续注射,按每小时每公斤体重 0.1 单位的胰岛素,亦可间隔 1 小时注射一次(肌肉、皮下均可),剂量仍为每公斤体重 0.1 单位。不管静脉注射还是肌肉、皮下注射均可用首次负荷量,即在开始时注射 10～20 单位,若 2 小时后血糖下降不明显,提示病人对胰岛素敏感性较低,胰岛素剂量应加倍。

(3)纠正电解质及酸碱平衡失调:轻症患者经补液及胰岛素治疗后,钠丧失和酸中毒可逐渐得到纠正,不必补碱。严重酸中毒,当血 pH 低于 7.1 时,应根据酸中毒的程度静脉输注适当量的碳酸氢钠。若 pH 大于 7.1,病人无明显酸中毒大呼吸,可暂不予补碱。另外,酮症酸中毒病人体内总钾量缺乏,治疗后 4～6 小时血钾常明显下降。如治疗前血钾水平已低于正常,则开始治疗时即应补钾,如治疗前血钾正常,可在治疗 4～6 小时后补充。补钾必须注意尿量,若尿量小于每小时 30ml,宜暂缓补钾。补钾时一定要缓慢,而且要在心电图和血钾监测下适当调整速度。

(4)处理诱因和并发症:糖尿病酮症酸中毒,常常有一定的诱因,在治疗过程中要积极消除诱因,如有感染就应适当应用抗生素。如在病情发展过程中出现休克、心力衰竭、肾功衰竭、脑水肿等并发症,应积极做相应的处理。

(二)高血糖高渗状态和高渗性非酮症糖尿病昏迷

高渗性非酮症糖尿病昏迷简称高渗性昏迷,是糖尿病急性代谢紊乱的另一临床类型,多见于老年轻症糖尿病患者或以往无糖尿病史者。发病前常有某些诱因,如感染、胃肠炎、胰腺炎、脑血管意外、心肌梗死等均可使胰岛素分泌减少,拮抗胰岛素的激素分泌过高,导致严重高血糖。另外,某些药物如糖皮质激素、免疫抑制剂、噻嗪类利尿药等亦可诱发高渗性昏迷。

高渗性昏迷患者常先有多尿、多饮,可有发热、食欲减退、恶心、呕吐、失水逐渐加重。随后出现神经精神症状,表现为嗜睡、幻觉、定向障碍、偏盲、偏瘫、癫痫样抽搐等,最后陷入昏迷。患者常有显著失水甚至休克。实验室检查的特征为高血糖和高血浆渗透压,多数伴有高血钠和氮质血症,不伴有或仅有轻度酮血症。血糖常高达 33.3 mmol/L (600 mg/dL)以上,血钠可达 155 mmol/L,血浆渗透压一般在 350mosm/L 以上。

高渗性昏迷病情危重,病死率高,故应早期诊断和治疗。首先应根据血浆渗透压选择等渗或低渗溶液尽快输注以纠正失水。若治疗前已出现休克,宜输注生理盐水和胶体溶液,尽快纠正休克。在补液的同时应采用小剂量胰岛素治疗,按每小时每公斤体重 0.1 单位,以保证血糖缓慢平稳下降。另外,应密切观察病情变化,监测血糖和血浆渗透压,并根据其变化调整液体的种类,以防发生脑水肿、心衰等。同时还应积极治疗诱发病和各种并发症。

(三)乳酸性酸中毒

乳酸是糖代谢的中间产物,当缺氧或丙酮酸未及时氧化时即还原为乳酸。正常空腹静脉血乳酸为 $0.4 \sim 1.4$ mmol/L,当血浓度超过 2 mmol/L,血 pH 值小于 7.37,血酮增高不明显,而无其他原因的酸中毒存在时,可诊断为乳酸性酸中毒。糖尿病病人在下列情况下,可发生乳酸性酸中毒:①长期大量服用双胍类药物,该药主要加强糖的无氧酵解,长期大量应用,可致乳酸堆积;②糖尿病合并肾盂肾炎、肾小球硬化症、慢性肾功能不全、心力衰竭等,如用双胍类药物,可影响该药排泄,导致乳酸堆积;③在酮症酸中毒,高渗性状态昏迷时,因组织缺氧,休克可同时合并乳酸性酸中毒。

乳酸性酸中毒的治疗主要是补充碳酸氢钠以纠正酸中毒,同时积极处理诱因和并发症。预防乳酸性酸中毒是最重要的,一般应从以下几方面着手预防其发生:①凡有心、肝、肾功能不全者,不宜用双胍类药物;②凡用双胍类药物者,应定期查尿酮体及肝肾功能,若有恶心、食欲减退、呕吐时,应测血 pH 值,并测血乳酸浓度;③糖尿病合并酮症酸中毒,非酮症高渗性状态昏迷,糖尿病合并肾功能不全伴有休克、脱水、酸中毒时,必须警惕本症的发生。

二、糖尿病的慢性并发症

(一)糖尿病肾病

糖尿病肾病是糖尿病的重要并发症之一,也是 1 型糖尿病患者的死亡原因之一。糖尿病肾病并发症包括糖尿病肾病、肾盂肾炎、肾乳头坏死等,而最主要的是糖尿病肾病,也就是糖尿病肾小球硬化症,它是糖尿病的微血管病变表现之一。

（1）糖尿病肾病的临床表现：糖尿病肾病可存在多年而患者无临床症状。临床上一般将糖尿病肾病分为三个阶段。①早期阶段（临床前期）：此期无肾脏病的临床症状和体征，不能用常规实验方法进行诊断，此期可有肾脏体积增大和尿白蛋白的排泄率增加等；②临床期：主要为易测出的蛋白尿，开始间歇出现小量蛋白尿，逐渐变为持续大量蛋白尿，临床上可有高血压、水肿等表现；③晚期阶段：以氮质血症为该期的开始，除血尿素氮和肌酐持续升高外，患者可有高血压、水肿、贫血、酸中毒、呼吸困难等尿毒症的表现。

（2）早期诊断指标：对于糖尿病肾病的早期即临床前期的诊断主要依据白蛋白的排泄率，若尿微量白蛋白排泄率大于 $20 \ \mu g/min$ 或大于 $30 \ mg/24$ 小时，则说明有早期糖尿病肾病存在。若尿常规查出尿蛋白则为临床期，若出现尿素氮增高则为晚期。

（3）糖尿病肾病的防治：血糖升高是糖尿病肾病发生和发展的基础，所以，应积极控制糖尿病，使血糖维持在接近正常水平。高血压是加速肾功能减退的重要因素，所以，积极控制高血压对延缓糖尿病肾病的发展有良好的作用。可用血管紧张素转换酶抑制剂或血管紧张素 II 受体拮抗剂延缓糖尿病肾病的发展。低蛋白饮食可减轻肾脏的负担，从而延缓肾功减退的过程，并减少血管合并症的发生，所以，可给低蛋白饮食，每日每公斤体重 $0.6 \sim 0.8 \ g$ 蛋白为合适。严重的糖尿病肾病可采用血液透析、腹膜透析或肾移植等方法治疗。

（二）糖尿病眼病

糖尿病眼病是糖尿病较常见的慢性并发症之一，它包括糖尿病视网膜病变、白内障、青光眼、屈光改变、虹膜睫状体病变等。

（1）糖尿病视网膜病变：糖尿病长期控制不好的患者，视网膜上早期可发现微血管瘤，还可出现出血斑、渗出斑。病情严重者视网膜上会有新生血管，视网膜部位结疤以及视网膜剥离而造成视力模糊及失明。

（2）白内障：糖尿病患者白内障可分为两种，一种是糖尿病性白内障，主要发生于年轻人，病情严重的糖尿病患者，常是双侧，发展快，短期内成熟。另一种是老年性的白内障，糖尿病患者的发生率比非糖尿病患者高，成熟的也较快。

（3）暂时性屈光不正：当病情加重，血糖升高时则发生近视，当血糖下降突然时，会发生远视。这种屈光不正和血糖浓度有关。当糖尿病有效控制后，可恢复到原来的屈光情况。

严格控制糖尿病是预防和治疗糖尿病眼病的根本方法。糖尿病病程超过 15 年后，几乎视网膜上均有轻重不同的病变出现，但真正导致失明的还是少数。视网膜病变和血糖水平有很密切的关系，有研究报道，当血糖大于 11.1 mmol/L（200 mg/dL）时，视网膜可发生病变。所以，患者应根据医生的指导积极治疗，使血糖控制在较理想的水平。若合并高血压者，亦需控制血压，这样可防治糖尿病视网膜病变的发生发展。糖尿病人由于白内障所致的失明，可以进行白内障摘除术。若由视网膜病变所致的眼病多可进行激光治疗或玻璃体内机化物切除术。但术前一定要使糖尿病病情得到满意的控制，若合并感染及高血压，也应积极给予治疗，否则，眼内感染和出血会严重影响手术效果。

（三）糖尿病神经病变

糖尿病神经病变是糖尿病常见的慢性并发症之一，可累及神经系统的任何一部分，以多发性周围神经病变最常见，其次，可有自主神经病变、颅神经病变及脊髓病变。

1. 周围神经病变

糖尿病周围神经病变常为对称性，下肢较上肢严重，病情进展缓慢。在临床症状出现前，电生理检查已可能发现感觉和运动神经传导速度减慢。临床上常首先出现下肢或上下肢痛，性质为隐痛、刺痛或烧灼样痛,夜间及寒冷季节加重。肢痛出现前常有肢端感觉异常,分布如袜套或手套状,表现为麻木、针刺、灼热或如踏棉垫感,有时伴有痛觉过敏。后期可有运动神经受累的表现,如肌张力减弱以至肌萎缩和瘫痪。另外,单一外周神经损害(主要是颅神经的外周纤维)并不多见,以动眼神经麻痹较常见。其次,为展神经麻痹,患者可有上睑下垂、复视等表现。

2. 自主神经病变

在长期的糖尿病中可发生自主神经系统广泛受累,并不一定伴随周围神经病变。糖尿病自主神经病变可表现在以下几方面:

(1)心血管系统:可出现体位性低血压,主要是由于交感神经变性,站立时不能增加外周血管阻力之故。病人由卧位坐起或站立时可出现头昏甚至晕厥等症状。另外,可出现持续心动过速、心搏间距延长等现象,这是由于支配心脏的迷走神经病变所致。

(2)消化系统:糖尿病病人由于自主神经病变可出现整个消化道功能异常,可表现为胃的分泌和运动功能减弱。由于胃酸分泌减少患者可出现上腹胀满、厌食、恶心等慢性胃炎的表现。由于胃张力减低,胃蠕动功能减弱,排空延缓,可有恶心、呕吐、胃潴留的表现。另外,自主神经病变亦可引起肠道功能障碍,主要表现为便秘和腹泻或便秘、腹泻相交替。便秘较常见,腹泻可是间歇性发作,有时呈顽固性夜间或餐后腹泻,大便多呈糊状,严重者可有大便失禁。

(3)出汗异常:最常见的是两下肢及躯体下半身出汗少或不出汗,而头面部和上半身出汗多,尤以吃饭时为甚,面部可大汗淋漓。

(4)神经源性膀胱:神经源性膀胱亦是糖尿病自主神经功能紊乱的一种表现。由于支配膀胱的运动和感觉神经有病变,膀胱因缺乏感觉而长期膨胀,逐渐丧失肌肉张力,排尿费劲,尿潴留,严重时有充盈性尿失禁。由于尿液淤滞易引起感染,是发生肾盂肾炎的一个原因。对于神经源性膀胱的治疗,应积极控制糖尿病,连续尿液引流,保证尿流通畅,防止膀胱过度膨胀。每2小时排尿一次以训练膀胱肌肉,同时应积极控制感染,再应用神经营养剂,如维生素 B_1、维生素 B_{12}、肝泰乐、肌醇片、康络素等。近几年我们采用椎管注射疗法治疗神经源性膀胱亦收到了满意的疗效。

(四)糖尿病心脏病

糖尿病对心脏的影响包括在广泛脂肪等代谢紊乱基础上发生的大血管病变、微血管病变及心脏自主神经病变。近年来提出了范围更广的新概念,包括糖尿病冠心病、糖尿病心肌病和糖尿病心脏自主神经功能紊乱。

(1)临床表现:糖尿病性心脏病的临床表现与其他心脏病的临床表现大致相同。它可表现为典型或不典型的心绞痛;不典型或无痛性心肌梗死;各种类型的心律失常,以房颤多见,其他可有Ⅰ~Ⅲ度房室传导阻滞、房性早搏、室性早搏、室上性心动过速;其次,可有心力衰竭、固定而快的心率、体位性低血压,等等。

(2)诊断:糖尿病性心脏病的诊断必须有下列依据:糖尿病的临床表现和化验指标;有心脏病的表现和辅助检查的特异性改变,如冠心病的改变,超声显示室间隔肥厚和心肌病的改变以及心脏自主神经功能的改变。

(3)防治:早期积极治疗糖尿病,使糖、脂肪、蛋白质代谢紊乱得以纠正;肥胖者首先要减轻体重,减少饮食及总热量;注意饮食调整,应增加多价不饱和脂肪酸,减少饱和脂肪酸和胆固醇含量多的食物;戒烟,坚持体育活动并按计划逐步增加活动量,这样可以改善糖耐量和脂肪代谢紊乱,改善心脏功能;定期检查血脂、心电图及有关的心脏功能;药物治疗与一般糖尿病、冠心病的治疗相同。

(4)糖尿病患者发生心梗时的临床特点:糖尿病患者发生心肌梗死较一般人群高出 1~3 倍,无痛性心肌梗死可占 1/4。这是由于患者多伴有心脏自主神经病变及心肌内微小血管病变,心肌缺血已发生在梗死之前,所以,梗死时可不发生剧烈疼痛。心肌梗死的范围比较广,休克和心力衰竭的合并症较多。另外,心肌梗死后存活的病例,再发梗死的机会也较多。发生心肌梗死后,又加重了糖尿病,易出现酮症酸中毒或高血糖高渗性状态,所以,糖尿病合并心肌梗死预后较差。

(五)糖尿病与高脂血症

糖尿病患者常伴有脂肪代谢异常,无论是 1 型或 2 型糖尿病患者,都可以合并高脂血症。2 型糖尿病患者,尤其是肥胖者,体内胰岛素水平可正常或偏高,促使脂类合成增加,可使肝脏合成甘油三酯增加,这些甘油三酯以极低密度脂蛋白(VLDL)的形式输送到血液中,引起血浆极低密度脂蛋白增高。此外,过多的胰岛素可以使脂蛋白脂酶的活性增高,从而使动脉内皮细胞对胆固醇的摄取增多。1 型糖尿病病人,体内胰岛素绝对不足,游离脂肪酸增加,脂蛋白脂酶活性降低,甘油三酯清除受到障碍,故也引起高脂血症。高脂血症是引起动脉硬化的重要因素之一,是糖尿病大血管病变的主要危险因素,也是糖尿病合并冠心病、脑血管病变及下肢血管病变较非糖尿病患者发病率高的原因之一。

(六)糖尿病足

糖尿病足是指糖尿病患者因下肢动脉硬化,引起肢体缺血,下肢神经病变,使双足感觉减退或消失,皮肤干燥、角化,肌肉萎缩,足部慢性溃疡,以及在血管病变和神经病变的基础上合并各种感染,从而导致足部溃疡或坏疽。

糖尿病足是糖尿病患者特有的临床表现。多发生于年龄较大、病程较长而病情控制不佳的患者,若合并下肢动脉硬化,引起肢体缺血,可有间歇性跛行,即行走一段距离之后,下肢即感乏力,肌肉疼痛,休息后减轻;若再合并神经病变,下肢感觉减退或消失,局部抵抗力减低,微小的创伤,如不合脚的鞋的挤压,局部鸡眼摩擦,即可造成感染。由于痛觉减弱或消失,不能及时发现病变,可使伤口迅速扩大,造成足部感染,足底溃疡,足趾足跟坏疽。足坏疽的好发部位是足趾或足跟。

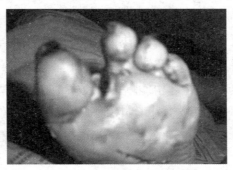

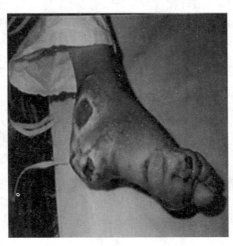

糖尿病足

对于糖尿病足应以预防为主,我们应从以下几点来预防糖尿病足的发生:①积极治疗糖尿病;②不吸烟,因为吸烟可使肢体血管痉挛,加重组织缺血;③注意足部卫生清洁,每晚用温水洗脚,注意双足保暖;④治疗双足胼胝、鸡眼,鞋袜一定要合适,避免双足外伤;⑤预防感染,有足癣和继发感染者应用 1/5000 高锰酸钾溶液洗脚,每日 3 次,并请皮肤科医师及早会诊治疗。

(七)糖尿病与脑血管病

糖尿病患者常合并有高脂血症、高血压及动脉硬化。动脉硬化可发生在大动脉、中动脉及小动脉,因此糖尿病患者常常有脑动脉硬化的表现。研究表明,糖尿病患者脑血管病的发病率比同年龄组非糖尿病患者高出2~4倍。在我国,糖尿病患者死于脑血管疾病者亦较多。其特点是缺血性脑血管疾病较出血性脑血管疾病常见,这可能是血浆纤维蛋白较高,血小板凝集功能增强所致。脑梗死常侵犯中、小动脉,且多发,所以,临床上可反复出现小中风。另外,糖尿病合并脑血管疾病时,糖尿病加重,可同时伴有酮症酸中毒或非酮症高渗性昏迷。

(八)糖尿病与阳痿

糖尿病患者可发生阳痿,这在临床上并不少见。但应该分清其中一部分患者是被诊断为糖尿病后,由于对疾病的忧虑,心理负担过重所致,这部分患者采用心理治疗,可使症状减轻。而糖尿病合并阳痿和其他合并症一样,是由于糖尿病控制不佳,随着病程的延长而加重,由于血管病变,末梢循环障碍及自主神经功能障碍所致,多合并有其他自主神经病变,如神经源性膀胱和周围神经病变等。对于糖尿病合并阳痿的治疗,应积极控制糖尿病,同时加用神经营养剂。

(九)糖尿病性水疱病

糖尿病性水疱病是糖尿病的一种少见的皮肤并发症。该病多见于病程长、病情控制不佳及伴有多种并发症的严重糖尿病患者。它是由于皮肤小血管病变与皮肤代谢异常而引起的表皮基底细胞的液化变性以及溶解性坏死而产生的。一般多发生在胫前方、足部,有时在上肢。为一透明的大水疱,也可成为血疱,可在1~2周后消失,不留瘢痕。水疱病本身的危害性并不大,其意义在于它是糖尿病病情严重的指标,是需用胰岛素的指征和预后不良的信号。

(十)糖尿病与感染

糖尿病控制不佳,容易合并感染。这是因为高血糖使血浆渗透压增高,抑制白细胞的吞噬能力,使机体对感染的抵抗力降低。另一方面,高血糖有利于某些细菌的生长。糖尿病控制不佳时,容易发生血管和神经病变,使病变部位血流量减少,循环障碍,组织缺氧,容易引起感染。糖尿病患者感染以后,由于对胰岛素的抵抗,糖尿病很难控制。所以,要预防和重视感染,有效地早期控制感染,同时也要积极治疗糖尿病。

糖尿病患者常常合并下列感染:①皮肤化脓性感染,常见的有疖和痈。②皮肤真菌感染,如体癣、甲癣、足癣。真菌性阴道炎和巴氏腺炎,可为女性糖尿病患者的首发症状。③泌尿系统感染,如膀胱炎、肾盂肾炎、肾乳头坏死等。④急慢性胆囊炎,胆石症。⑤口腔的炎症,包括牙龈炎、牙周炎等。⑥肺结核,多系渗出性病变,易播散及形成空洞。

糖尿病患者合并感染时,患者对胰岛素需要量增加,若不及时调整,易形成酮症酸中毒,这样更易加重感染的扩散,所以,应及早处理并注意以下问题:一是微小的感染灶也不应忽视,根据感染的部位和性质,给予有效、足量的抗生素或抗真菌药。二是如感染严重,如胆囊炎急性发作,肾盂肾炎伴发高热,需应用广谱抗生素,必要时几种药物联合应用。三是控制感染的同时,要积极治疗糖尿病,糖尿病合并感染时,均需应用胰岛素治疗。感染时由于患者对胰岛素的抵抗,需要及时调整胰岛素用量,使血糖控制在较好水平。若患者高热不能进食,则应及时注意能量、水分及电解质的补充,预防酮症酸中毒。四是糖尿病合并肺结核感染时,除以上治疗原则外应积极抗结核治疗,可两种或三种抗结核药联合应用。一般剂量的雷米封 5 ~ 8 mg/kg,不会使糖尿病加重,加用利福定及乙胺丁醇,用量要够,疗程要长,以避免复发。

第二章

糖尿病的实验室检查与血糖监测

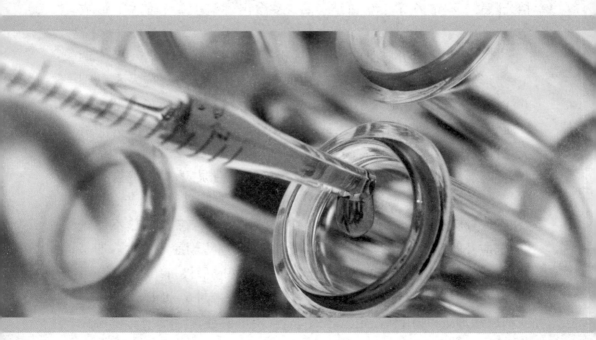

第一节　糖尿病的实验室检查

一、尿糖

(一)检查尿糖的意义

尿糖是早期发现和疗效观察最简单而主要的指示。正常人在空腹时一般定性试验不会出现尿糖,只要没有严重的肾脏合并症,尿糖多少(用＋、＋＋、＋＋＋、＋＋＋＋表示)基本上可反映血糖的高低,因为它不给病人造成损伤,所以在平时比血糖应用次数更多。由于尿糖受其他因素的影响较大,因而在糖尿病的诊断上,不如血糖准确。尿糖在反映血糖的高低上还是有一定的缺陷:①不能警示低血糖;②肾糖阈升高或降低都会影响尿糖;③诊断不如血糖精确。

(二)留取尿样时应注意的事项

收集尿液标本做尿糖定性检查时,应先小便一次(排空膀胱),等待 15～30 分钟后,再重新小便留尿做定性化验,这样收集的标本能反映当时体内血糖的程度。有的病人不知此理,做尿糖定性检查,留尿就查,这样不能反映当时体内血糖的程度。因为血糖增高时,从肾脏溢出的糖多,排入膀胱的糖也就增多,但存在膀胱的高糖尿,并不是随时都排出体外,只有当病人小便时才排出体外。在未排泄之前,病人自身消耗或用药和胰岛素治疗使体内血糖下降,再吃食物以后升高。那么,随着排入膀胱的含糖尿液(低或高)与原来的尿糖相混合,检查时尿糖仍然有增高的趋势,所以,不能代表病人当时的血糖。

（三）检查尿糖的方法及结果判断

通常最常用的有两种：

（1）葡萄糖氧化酶法：用全自动尿液生化分析仪进行分析。

（2）试纸法：尿糖试纸类似于 pH 试纸，将成条的试纸（约 0.5 cm ×4 cm）浸入尿液中湿透（约 1 分钟）以后取出，在 1 分钟内观察试纸颜色，并与标准板对照，即能得出测定结果。

不管哪种方法，尿液不能放置时间过长，否则影响其结果。

（四）判断尿糖检查结果时要注意的事项

尿糖发生的原因很多，因此，出现尿糖，并不一定是糖尿病。有许多其他原因可以出现尿糖，所以，在判断结果时，以下几点需要加以注意：

（1）乳糖（奶内所含）、半乳糖、果糖（大量水果中）、甘露醇等糖类物质过多时，如妊娠后期或哺乳期，乳腺产生乳糖，使母体检查时就可能出现糖尿。

（2）大量维生素 C、水杨酸、链霉素、雷米封以及中药大黄、黄芩、黄柏等，可以影响尿糖的检测结果。

（3）患有肾病时，肾小管对葡萄糖重吸收减少，血糖不高却出现尿糖（肾性糖尿）。

（五）全日尿糖定量

全日即 24 小时尿糖定量，在糖尿病的诊断上不如尿糖定性用途广泛和简便，但从总体排出尿糖的多少对糖尿病病情的判断更加准确。具体的方法是让病人收集自己一天（24 小时）的尿液，测量尿量，取少许尿样定量测定，然后换算为 24 小时尿糖总量（需在医院检验室进行）。正常人 24 小时尿糖定量为 5.4 ~ 5.6 mmol/24 h（100 ~ 900 mg/24 h），糖尿病患者尿糖定量常明显超过此数值，但糖尿病肾小球硬化患者尿糖定量可以在上述范围内,甚至更低。

二、血糖

(一)血糖检查的意义

血糖水平是糖尿病诊断的主要依据,也是糖尿病治疗过程中的主要观察指标。空腹和餐后血糖的升高,对糖尿病诊断有决定性意义。抽取正常人空腹静脉血,采用葡萄糖氧化酶法测定血糖,全血值为 3.3 ~ 5.6 mmol/L(60 ~ 100 mg/dL),血浆值为 3.9 ~ 6.1 mmol/L(70 ~ 110 mg/dL)。

检查血糖时,要注意下面几个问题:

(1)抽血前,不要锻炼和进行体力劳动,也不宜服用药物。

(2)查空腹血糖,早晨不吃东西,不宜过多饮水,一般要求至少 8 小时没有吃食物。

(3)查餐后血糖,一定在餐后 2 小时抽血,不能提前或推后。

(4)抽血时,止血带不宜压迫时间过长。

(5)抽血后最好当时检查,不宜久放。

(6)血标本不宜放在过热的地方。

(二)年龄对血糖正常范围的影响

以血糖作为诊断标准时,要考虑年龄的影响。随着年龄的增长,血糖逐年增加,但增加的量很小。判断时要注意年龄这个因素,一般的标准是,在 50 岁以上者,年龄增加 10 岁,血糖增加 8 mg/dL 左右。我们粗算时,可按年龄每增加 1 岁,血糖增加 1 mg/dL。按我国的诊断标准,如空腹血糖≥126 mg/dL(7.0 mmol/L)才诊断糖尿病,那么,60 岁的老人就需要空腹血糖≥136 mg/dL(7.8 mmol/L)才能诊断。

（三）血糖的测定方法

血糖的测定方法很多,目前各医院最常使用的方法有两种:

（1）葡萄糖氧化酶法:该方法测定血糖的特异性高,测定中干扰因素少,准确度和精密度都能达到临床需要,操作简便,所以适用于常规检验。但需要一定的设备,患者只有到医院抽血,送检验室才能进行。该法测定血糖费力、费时,对患者不太方便。

该方法测定空腹血糖的正常参考值:

静脉全血:$3.3 \sim 5.6$ mmol/L（$60 \sim 100$ mg/dL）

静脉血浆:$3.9 \sim 6.1$ mmol/L（$70 \sim 110$ mg/dL）

（2）袖珍血糖监测仪:市场上销售的袖珍血糖监测仪品牌很多,例如有强生、罗氏、拜耳等公司生产的许多机型的血糖监测仪。

袖珍血糖监测仪为一轻便的血糖监测仪,操作简单,需血量少（1滴血）,携带方便。在火车上、飞机上或家里,患者均可自己给自己测血糖,即血糖自我监测,省时、省力,为众多患者所接受。

（四）各种血糖检测方法在判断结果时应注意的问题

在谈这个问题以前,首先要搞清楚下面两个问题:一是人的血液分动脉血、静脉血和微血管血（动静脉血）,血糖在动脉最高,经动脉输送到组织部分,血糖被组织利用后再回流入静脉,所以,动脉血糖高于静脉血糖。而微血管既有静脉血,又有动脉血,所以,血糖应居动静脉血糖中间。二是血液的成分有两种,即有形成分（细胞成分）和无形成分（血浆或血清）。在血浆或血清内的血糖会不断地被有形成分利用而减低。搞清了以上两个问题,对不同方法测定血糖的结果判断就容易理解了。

（1）用葡萄糖氧化酶法测定血糖:其血糖值分为两种。一为全血血糖,指的是有形成分和无形成分为一体,因为有形成分占一定容积,所以单位容积全血的血糖值就低。而血浆血糖是单位容积内除掉了不含糖的有形成分,所以单位容积内血糖值较全血糖为高。

(2)微血管全血血糖值:从总体来说,微血管全血血糖值较生化分析仪测定的静脉血浆血糖要低 10.2% 左右,较静脉全血血糖要高6.3% 左右。简单表示如下:静脉血浆血糖 > 微血管血糖 > 静脉全血血糖。在判断结果时,血糖过低过高,三者之间存在一定的差别,但这种差别一般对指导病人的治疗不会产生太大的影响,若患者一定要了解这种差别,就需请教专科医师指导。

(五)血糖变化的几种特殊情况

1. 空腹高血糖

所谓空腹高血糖系指早晨未进食时血糖增高,有以下几种情况:

(1)糖尿病控制不满意。

(2)Somogyi 反应:是指低血糖后反应性的高血糖。

(3)糖尿病黎明现象:黎明现象是指早晨 5～9 点钟时,血糖急剧升高或胰岛素需要量增加为特点。产生的主要原因是由于拮抗胰岛素的激素,如生长激素、糖皮质激素等波动性升高,使胰岛素相对缺乏。这类病人应该增加晚间中效胰岛素的用药量。

2. 多次尿糖检查阳性,而同步血糖检查在正常范围。

只要多次检查血糖在正常范围内,而尿糖阳性就不是糖尿病,这种情况多见于:

(1)肾性糖尿:由于先天遗传或肾盂肾炎等疾病,使肾小管对糖的重吸收功能减退,糖从肾脏排出,这时尿糖阳性而血糖在正常范围。

(2)妊娠期间由于肾糖阈降低,尿糖阳性而血糖正常。

(3)某些药物影响:口服大量维生素 C、水合氯醛等药物,可使班氏试液改变颜色,检查时尿糖阳性,并非真有糖存在。

3. 血糖检查明显高于正常,而多次查尿糖都是阴性。当血糖明显增加时,尿糖还是阴性,这种情况还比较多见,有以下几种情况:

(1)肾小球硬化:硬化的肾小球不能或者减少了对糖的滤过,因而血糖升高时尿糖阴性。

（2）肾衰竭：急性或慢性肾衰竭时，由于肾糖阈升高，尽管血糖很高，但尿糖仍可呈阴性。

正常情况下，经肾小球滤出的葡萄糖全部经肾小管回吸收，尿内糖极微，普通方法检查不出，可以忽略不计。而当血糖值超过8.9 mmol/L（160 mg/dL）时，经肾小球滤出的糖不能完全经肾小管回吸收，经尿液排出的糖明显增加，即出现尿糖。所谓肾糖阈，系指能经肾脏排出尿糖的最小血糖值（8.9 mmol/L）。在病理情况下，肾糖阈可以升高，可以降低，它因不同疾病及其严重程度不同而不同。

（3）严重泌尿系统感染和积水、积脓：糖在输尿管、膀胱内被细菌分解破坏，因而尿内糖减少或无糖被检出。

三、葡萄糖耐量试验

1. 糖耐量检查的指征

葡萄糖耐量试验是给病人一定量的葡萄糖，观察病人耐受葡萄糖的能力，若病人耐受能力降低，说明有糖尿病的可能。

当病人的血糖比正常生理范围高，而又达不到糖尿病的诊断标准（不论空腹或餐后）时，为尽早地发现糖尿病，可做此项试验。

2. 糖耐量试验方法

患者应于前一天晚餐后禁食（至少8小时）直到试验完毕。

做葡萄糖耐量试验可用口服葡萄糖、静脉注射葡萄糖、食用馒头等。方法是在空腹抽血后，将无水葡萄糖75 g（相当于普通葡萄糖粉82.5 g）溶于250~300 ml温开水，在5分钟内服完。也可食用馒头100 g，然后在食用馒头后的第30分钟、60分钟、120分钟、180分钟分别抽血检查血糖。

3. 糖耐量结果判断及临床意义

糖耐量试验中，服糖后2小时血糖大于或等于11.1 mmol/L，可诊断为糖尿病。

糖耐量试验中,服糖后 2 小时血糖小于 7.8 mmol/L,可排除糖尿病。

糖耐量试验中,服糖后 2 小时血糖介于 7.8~11.1 mmol/L,可诊断为糖耐量减低。

四、胰岛素测定及胰岛素释放试验

1. 胰岛素测定

胰岛素是胰岛 β 细胞所分泌的激素,其主要作用是通过各种途径降低血糖。当 β 细胞功能降低时,所分泌的胰岛素减少,就易出现糖尿病。β 细胞功能亢进时,胰岛素分泌增加而出现低血糖。胰岛素的水平基本上可反映 β 细胞的功能状态,但糖尿病的发生比较复杂,特别是 2 型糖尿病,其发病机理的复杂性造成胰岛素的变化具有多样性,因而,不能简单地根据胰岛素的水平来判断糖尿病的有无和病情的轻重,特别是 2 型糖尿病胰岛素水平可低可高,也可以正常。胰岛素水平过低对患者不利,胰岛素水平过高也对患者不利,各自通过不同途径影响患者健康,所以,测定胰岛素水平的意义在于:

(1)根据胰岛素水平来进行糖尿病分型。1 型糖尿病胰岛素绝对缺乏(在正常范围以下),2 型糖尿病胰岛素相对缺乏(可在正常范围以上)。

(2)了解患者的发病机理。例如,高胰岛素血症患者的受体和受体后缺陷可能在糖尿病发病上起主导作用。

正常人血浆胰岛素范围为 5~25 微单位/ml(空腹)。

2. 胰岛素释放试验

胰岛素释放试验是给病人口服葡萄糖使血糖升高,刺激 β 细胞分泌胰岛素,通过测定胰岛素数值,来判断 β 细胞的功能状态,对糖尿病的分型和指导治疗很有意义。方法同葡萄糖耐量试验,不过抽血不是测定葡萄糖而是测定胰岛素。

正常人空腹胰岛素为 5~25 微单位/ml,30~60 分达到高峰,可增加 5～10 倍,至 3 小时降至空腹水平。

1 型糖尿病:空腹胰岛素低于正常或测不出来,服糖后无高峰,呈低平曲线。

2 型糖尿病:空腹胰岛素可正常或增高,刺激高峰多在 2～3 小时出现,甚至有的病人糖刺激后的胰岛素高峰可出现在服糖后 3～5 小时,即延迟增高反应。

五、C 肽测定

C 肽也是胰岛 β 细胞的分泌产物。一个分子的胰岛素原,在 β 细胞的分泌颗粒中受特殊的蛋白酶裂解,形成一分子的胰岛素和一分子的 C 肽,然后以等分子数分泌入血液。因为 C 肽不受外源性胰岛素和胰岛素抗体的影响,所以,糖尿病患者检查 C 肽可间接反映内源性胰岛素的多少,在检查胰岛 β 细胞的储备功能方面比胰岛素优越。例如,有的病人已采用胰岛素治疗,又不能中断,但该患者自身能不能产生胰岛素,产生多少胰岛素,测定血内的胰岛素就不能区别外源性和内源性胰岛素水平,而测定 C 肽就能间接地反映出内源性胰岛素的水平。

正常人血清 C 肽值为 0.6～3.8 ng/ml。

六、糖化血红蛋白测定

所谓糖化血红蛋白(GHb 或 HbA1c)是血红蛋白与葡萄糖相结合的产物。由于这种产物的形成是缓慢的、不可逆的,它的水平与接触血糖水平高低和持续时间呈正相关,即血糖水平越高,接触的时间越长,糖化血红蛋白在血里的水平就越高。

对病情波动较大的患者,一次血糖和尿糖的测定,只能反映采血瞬间或留尿当时的病情,不能说明前一段的全貌,而糖化血红蛋白是不可逆的,一旦形成不再解离。所以,对高血糖,特别是血糖或尿糖波动极大的患者,采用糖化血红蛋白来诊断或监测病情的发展,具有独特的临床意义。

（1）血糖值增高、糖化血红蛋白也增高。有人提出糖化血红蛋白增加1%（一个值）相当于平均血糖（血浆）增高 1.1～1.7 mmol/L（20～30 mg/dL）。

（2）作为糖尿病长期（2～3 月）控制良好与否的指标。糖化血红蛋白（以 HbA1c 为代表）为血红蛋白总量的 4%～6%。

七、糖化白蛋白测定

血清白蛋白与血红蛋白一样，也可以发生非酶糖化反应，反应的机理也与血红蛋白基本相同。但是，由于血清蛋白的主要部分是血清白蛋白，后者的半衰期比血红蛋白短，所以，它能反映测定前 2～3 周的平均血糖水平。因为半衰期较短，因此，糖化白蛋白较糖化血红蛋白敏感，病人血糖下降时，糖化白蛋白下降较糖化血红蛋白快。

糖化白蛋白的正常值为 1.64～2.64 mmol/L。

八、胰岛细胞抗体和胰岛素抗体

1 型糖尿病的发病与自身免疫有关，其基本病理是胰岛 β 细胞的进行性破坏，而这种破坏有许多免疫因素参加，其中胰岛细胞抗体和胰岛素抗体在此过程中起着更加重要的作用。

1.胰岛细胞抗体（ICA）

检查方法不同，其阳性率亦不同。采用间接免疫荧光法，在新诊断的 1 型糖尿病人中，胰岛细胞抗体阳性率为 60%～85%。而用过氧化酶标记 A 蛋白的方法测定，发病 6 个月内的 1 型糖尿病人检出率高达 100%。其意义在于：

（1）胰岛细胞抗体是 1 型糖尿病的自身免疫标志，也就是说，在新发病的糖尿病病人中，若胰岛细胞抗体阳性，即可确认是 1 型糖尿病。

（2）胰岛细胞抗体可预测 1 型糖尿病，若患者确诊为糖尿病，但在 1 型糖尿病和 2 型糖尿病的分型上比较困难时，就可以检测胰岛细胞抗体，若胰岛细胞抗体阳性，那么 1 型糖尿病的可能性就大。

2.胰岛素抗体(IAA)

胰岛素抗体在新诊断的 1 型糖尿病病例中,阳性率较高,约为 30%。在 1 型糖尿病发病前的数月到数年内,在未用过胰岛素的 1 型糖尿病中,亦可检出该抗体。所以,胰岛素抗体也是 1 型糖尿病的免疫标志。

特别要注意的是,检查该抗体时,只限于未用过胰岛素治疗的病人,若患者用过胰岛素,特别是在用胰岛素治疗 3 个月以上,大约有 60%～80% 的患者体内可产生胰岛素抗体。

血液中存在的抗体,可以与胰岛素结合,形成抗原－抗体复合物,从而失去胰岛素的生物活性,影响患者治疗效果,这在指导糖尿病治疗上有一定的意义。

九、酮体检查

1.酮体来源:人体内的脂肪酸不但可以被组织细胞利用产生能量,也可以在肝脏生成脂肪或转化成为酮体。酮体是 β－羟丁酸、乙酰乙酸、丙酮的总称,是体内脂肪代谢的中间产物。胰岛素对酮体的生成有调节作用。当糖尿病患者血中胰岛素水平严重缺乏时,生成的酮体超过机体利用的能力,当血清酮体积聚超过正常(0.3～2.0 mg/dL或2 mmol/L)水平时,就称为酮血症,当尿中出现酮体时,就称为酮尿。

2.尿酮检查的方法

(1)用酮粉监测:把指甲盖大小的酮粉放在玻璃片或白纸上,加尿液 1～2 滴观察,3 分钟内出现紫红色,表示阳性;1 分钟内出现较深的紫红色,为强阳性;黄色为正常。

(2)尿液自动分析仪监测:在尿液自动分析仪上,瞬间即可发现有无酮体。

(3)尿酮试纸:可以用尿酮试纸直接试验,要是尿液中有酮类产物,纸条的颜色由浅色逐渐变成紫红色。颜色越深证明尿液中的酮体含量越多。

3. 什么情况下检查血酮

当患者因各种肾脏疾患,或周围循环衰竭导致肾脏灌注不足时,即便血酮在体内蓄积超过了正常范围,肾脏也不能将酮体滤出,因而虽有酮症酸中毒,尿酮也是阴性,此时抽血检查血酮就能更好地反映病人酮体的多少而了解病情的轻重。千万不可以尿酮阴性而否定糖尿病酮症酸中毒之诊断。

4. 酮体检查的临床意义

(1)酮体(尿酮或血酮)增加对早期发现和确定酮症酸中毒具有重要的意义。

(2)了解病情轻重(酮体越高,表明病情越重),判断治疗合理与否的观察指标。有低血糖后高血糖反应的部分病人亦可出现酮体,这种情况并非胰岛素不足,而是胰岛素过量所致,就不能盲目增加胰岛素而加重病情。

(3)酮体阳性并非都是糖尿病酮症酸中毒,因为酮体是 β - 羟丁酸、乙酰乙酸、丙酮的总称,是体内脂肪代谢的中间产物。正常情况下,脂肪酸在心肌、骨骼肌等组织中能完全氧化成水和二氧化碳,但在肝脏中,脂肪氧化不完全,常出现乙酰乙酸、β - 羟丁酸和丙酮。因此,正常人血中含少量酮体,约 2 mg/100ml,是人利用脂肪的一种正常现象。在某些生理和病理情况下,如剧烈呕吐、高脂肪酸饮食、饥饿、妊娠、应激状态和糖尿病时,由于脂肪动员,肝脏生成酮体增加,血酮过高,经尿排出,使尿内出现酮体。从以上原理可以看出,只要在脂肪动员加速的情况下,尿液内都可能出现酮体,所以,尿中出现酮体并不全都是酮症酸中毒,但如果糖尿病病人尿中出现酮体,就很有可能是酮症酸中毒。

十、血脂

血脂是指血液内的脂肪,主要包括甘油三酯(TG)、胆固醇(TC)、游离胆固醇（FC）、磷脂（PC）和游离脂肪酸（FFA）等。血脂中一种或多种成分含量超过正常范围时就称为高脂血症。糖尿病患者常常合并脂代谢紊乱。

　　血脂监测的意义在于早期发现高脂血症，及早控制糖尿病。降低血脂可防止糖尿病并发症及合并症的发生，因为无论是 1 型糖尿病或 2 型糖尿病患者，都可以合并高脂血症。2 型糖尿病患者，尤其是肥胖者，多数体内胰岛素水平可偏高，促使脂类合成增加，可使肝脏合成甘油三酯增加，这些甘油以极低密度脂蛋白（VLDL）形式，输送到血液中，引起血浆 VLDL 增高。此外，过多的胰岛素可以使脂蛋白脂酶的活性增高，从而使动脉内皮细胞对胆固醇的摄取增多，促进了糖尿病患者动脉粥样硬化的发生。1 型糖尿病病人，体内胰岛素绝对不足，游离脂肪酸增加，脂蛋白脂酶活性降低，甘油三酯清除受到障碍，故亦引起高脂血症。高脂血症是引起动脉硬化的重要因素之一，是糖尿病大血管病变的主要危险因素，也是糖尿病合并冠心病、脑血管病变及下肢血管病变较之非糖尿病患者发病率增高的原因之一。

十一、尿蛋白

　　尿蛋白的检测对于肾脏疾病的诊断有重要意义。一般健康人的尿中存在着微量蛋白，需要采用特殊检查方法才能测出，而用尿常规中的蛋白定性检查是测不出的，因此，正常人的尿蛋白定性检查应该是阴性。当出现发高烧、剧烈活动时尿蛋白可有"微量"或呈"±"，这是生理现象，不是疾病的表现。常用的尿蛋白检查方法分定性和定量检查。

　　1. 尿蛋白定性检查

　　尿蛋白定性检查是临床上检查尿蛋白最常用的方法。测定方法有磺基水杨酸法、加热醋酸法及蛋白试纸法。如果尿蛋白的定性检查超过"＋"时，就要考虑肾脏是否有病了。尿蛋白在"＋"～"＋＋"时，为轻度到中度蛋白尿，可见于糖尿病肾病、泌尿系统感染、急性肾小球肾炎等。尿蛋白在"＋＋＋"以上时为重度蛋白尿,主要见于原发和继发的肾病综合征和慢性肾炎。

2.尿蛋白定量检查

尿蛋白定量检查和尿蛋白定性检查的主要区别在于能准确测量尿中排出的蛋白总量。正常人,尿常规检测24小时尿蛋白定量范围小于150 mg/24小时。如果受检人的24小时尿蛋白定量指标高出了此正常值,则可认为其存在肾功能损伤情况。尽管24小时尿蛋白定量是判定肾病是否发生的可靠指标,但是,单凭一次的24小时尿蛋白定量检查结果异常就判定受检者发生了肾病,这是不准确的。在临床对肾病的发生做出确诊时,通常情况下,需要重复做尿常规及24小时尿蛋白定量检查。通过做定期检查,若存在3次及以上的24小时尿蛋白定量指标均高于正常值,才可以判定患者确实发生了肾脏病变。

糖尿病并发肾脏病时,经常出现尿蛋白,多见于以下情况:

(1)糖尿病肾病:轻度改变无蛋白尿,或者表现为间歇性微量蛋白尿,而后渐变为持续性蛋白尿,随着肾病的进展,蛋白尿逐渐增加。

(2)严重的肾盂肾炎:在出现白细胞尿的同时亦可有蛋白尿。

(3)肾乳头坏死:有的肾乳头坏死病人亦有蛋白尿。

所以,糖尿病患者,经常观察尿蛋白有助于早期发现肾脏损害。

第二节　糖尿病的血糖监测

糖尿病的血糖监测包括在住院期间进行的血糖监测和出院后在家庭进行的血糖自我监测。血糖监测是指导血糖控制达标的重要措施,也是减少低血糖风险的重要手段。指尖毛细血管血糖检测是最理想的血糖监测方法。

一、血糖监测的意义

监测血糖的意义:更简捷地防止高血糖和低血糖,有助于及时调整治疗方案,有助于制定最佳的血糖控制目标,监控病情的发展,监测治疗的效果。

二、各时段血糖监测的意义

空腹血糖(6:30):主要反映在基础状态下(最后一次进食后8～10小时)、没有饮食负荷时的血糖水平,是糖尿病诊断的重要依据。

餐后2小时的血糖(9:30):反映胰岛B细胞储备功能的重要指标。测餐后2小时的血糖能发现可能存在的餐后高血糖。很多2型糖尿病患者空腹血糖不高,而餐后血糖高,说明基础分泌尚可,餐后的大剂量释放欠佳。同时餐后2小时的血糖能较好地反映进食与使用降糖药是否合适,这是空腹血糖不能反映的。

睡前血糖(21:30～22:00):反映胰岛B细胞对进食晚餐后高血糖的控制能力,是指导夜间用药或注射胰岛素剂量的依据。为了解睡前血糖的控制情况和夜间是否需要加餐或使用胰岛素,应监测睡前血糖。

三、血糖监测要点

(1)遵循查对制度,符合无菌技术,遵循操作规范。

(2)告知患者监测血糖的目的,做好准备。评估患者穿刺部位皮肤状况。

(3)确认血糖仪的型号与试纸型号一致,正确安装采血针,确认监测血糖的时间(如空腹、餐后2小时等)。

(4)确认患者手指消毒剂干透后实施采血,采血量充足,应使试纸区完全变成红色。

(5)指导患者穿刺后按压1～2分钟。

（6）将结果告知患者（家属），做好记录并告知医师。

（7）对需要长期监测血糖的患者，穿刺部位应轮换，并指导患者进行血糖监测。

四、血糖监测的频次和时间

（一）血糖控制差或病情危重者

血糖控制差的病人或病情危重者应每天监测 4~7 次，直到病情稳定，血糖得到控制。当病情稳定或已达血糖控制目标时可每周监测 2~4 次。对血糖控制差、血糖控制不稳定、近期有低血糖发生、在药物或胰岛素剂量的调整阶段、妊娠、合并其他疾病、手术、饮酒等各种生活应激情况的患者，应增加监测频率。对于血糖控制较稳定的患者，血糖监测的间隔可以较长。

（二）应用胰岛素治疗的患者

应用胰岛素皮下注射者，开始阶段，应监测早晨空腹血糖，每餐餐后 2 小时血糖以及睡前血糖，必要时还要监测夜间血糖。达到治疗目标后可与医生协商监测血糖的频度和血糖监测的时间。

（三）口服药物治疗和生活方式干预的患者

对于口服药物治疗和采用生活方式干预的患者在治疗开始阶段也应该增加血糖监测的频率，每天监测 4~7 次，当血糖稳定后每周监测血糖 2~4 次。

五、血糖监测应注意的事项

（1）正确使用血糖仪，注意操作程序：错误的操作程序会使检测失败或者测出虚假的测定值。各种血糖仪的操作程序都大同小异，患者检测时一定要先详细阅读使用说明，熟练掌握血糖仪的操作。例如，有些血糖仪是滴血后再插进血糖仪测定的,如果滴血后等待时间过长才放进血糖仪,就会导致错误的结果。消毒后残留的酒精,检测时挪动试纸条,有些血糖仪在检测时发生移动或倾斜等都会影响检测结果。

(2)采血时不要用力挤血:有些患者在测血糖时,因为扎得不深使出血量少,于是就用力去挤,结果把组织液也挤了出来,影响了测量的准确度。另外,手指要有一定的温度,如果温度很低,血管易收缩,造成出血量太少,结果也会不准确。

(3)采血量要足够:若检测时采血量不足,特别是老人和儿童,经常难于从手指上取到足够的血滴,会使检测失败或测得偏低的结果,这时就需更换试纸条重新测定,或者选购需血量很少的机型。血量多一些一般是没有问题的,但如果超出太多,使血溢出测定区,有时也会导致失败结果。另外,采血时因血流不畅而过度挤压以及其他一些原因都会使检测受到影响。

(4)血糖仪要定期检查,清洁保养:测血糖时,如果血糖仪受到环境中的灰尘、纤维、杂物等污染,特别是检测时不小心涂抹在机上的血液,都会影响测试结果,因此血糖仪要定期检查,清洁保养。对测试区的清洁一定要注意,擦拭时不要使用酒精或其他有机溶剂,以免损伤其光学部分。当然,如果是生物传感器型的血糖仪就不存在这个问题了。

(5)注意试纸条的保存:试纸条对检测结果的影响是所有问题中最关键的,绝大部分的检测误差都是由试纸条的变质变性所引起。血糖仪本身出现故障的可能性是很小的,但试纸条就会受到温度、湿度、光线、化学物质等的影响而发生变化,因此试纸条的储存是很重要的。如避免潮湿,放在干燥阴凉的地方,手指等不要触摸试纸条的测试区,选用单独包装的试纸条,购买试纸条时有效期一定要长,等等。

第三章

糖尿病饮食治疗

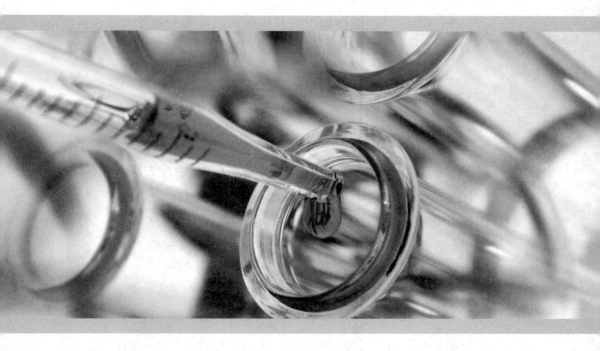

第一节 糖尿病治疗的目的、措施和方法

一、治疗的目的

糖尿病治疗的总目的是纠正糖尿病引起的代谢紊乱,消除症状,预防并发症,延长寿命,降低死亡率。具体达到:

(1)血糖恢复到正常或接近正常水平。

(2)消除症状,防止酮症酸中毒和糖尿病慢性病变的发生及发展。

(3)维持正常体重,保持儿童及青少年的正常生长发育以及能有较强的体力、活动能力。

(4)减轻肥胖者体重。

二、治疗的一般措施

(1)宣传教育:向病人宣传糖尿病的基本知识、治疗方法和预防并发症的注意事项等。这本小册子,就是为此而写的,以帮助患者进行自我保健。

(2)生活指导:根据不同的病情指导病人科学地安排日常饮食和进行适当的体育锻炼。

三、治疗的方法

对糖尿病的治疗目前强调的是五驾马车策略:①饮食治疗;②运动疗法;③药物治疗(包括口服药物治疗和胰岛素治疗);④糖尿病的健康教育;⑤血糖的自我监测。这5种治疗方法中,除饮食治疗每个患者必须坚持外,其他几种需在医师指导下,根据患者病情及严重程

度,决定采用哪些方法。如有的患者仅用饮食治疗,减轻体重,即可控制疾病,有的患者需加用口服降糖药物,有的则需用胰岛素。每个患者的治疗方法都不可能是完全相同的,即使同一患者也会因病情、病期的不同,治疗方法也需变化。所以,患者应该了解和掌握最适合于自己的治疗方法,以求达到满意的疗效。

第二节　糖尿病的饮食治疗

一、饮食治疗的原则

饮食是治疗糖尿病的重要手段,必须根据工作性质、身材高低确定食量和进食时间,即定时、定量并严格执行。

二、饮食治疗的意义

控制饮食是治疗糖尿病的根本措施,可以说没有饮食治疗,就没有糖尿病的治疗。老年 2 型糖尿病病人、肥胖型病人,往往只用饮食控制,即可获得良好的疗效。

正常人吃饭后,体内胰岛素分泌增多,使血糖维持在一定范围,不会升得很高,而糖尿病患者由于体内胰岛素相对或绝对不足,如果饮食不加控制,饭后血糖必然异常升高,这样会加重胰岛的负担,使病情加重,容易促使并发症的发生和发展。所以,每一个糖尿病患者,不论是注射胰岛素,还是使用口服降糖药,都需要合理的饮食治疗。患者应对饮食治疗的重要性有正确的认识。控制饮食不等于少食或不食,糖尿病患者可以吃正常需要量的饮食,但不能随意进食,不能像正常人那样,想吃多少就吃多少,也不能什么时候想吃就吃,而是把全日所需要吃的食物,有计划地合理分配,定时定量进食,这样就可以吃饱而不会有

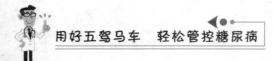

饥饿感。我们不主张过分限制主食,而是强调严格合理的饮食控制。

三、糖尿病饮食治疗应注意的问题

每个糖尿病患者都应该根据自己的病情、年龄、工作性质、活动强度,以及喜欢吃哪些食物、不喜欢吃哪些食物,来制定自己的食谱,并注意以下几点:

(1)为了减轻胰岛 β 细胞的负担,尤其是肥胖患者,一日的总热量必须缩减,以使体重下降,改善组织细胞胰岛素的敏感性。

(2)为了达到正常的发育,使患者能有正常的体力活动和工作能力,必须使他们尽可能吃饱,主食不宜限制过严。

(3)制定食谱,食物多样化。

(4)适当限制进食含糖的食物,少吃含脂肪及胆固醇多的食物。

(5)饮食要定时定量,不要随意不吃或者少吃,更不要多吃。

四、饮食治疗的基本方法

1.总热量的计算

糖尿病患者的总热量,应参照患者的年龄、性别、劳动强度、体重、合并症以及有无妊娠等多方面因素而定。肥胖超重者,应限制热量的摄入,正常体重者所摄入的总热量应与机体每日消耗的热量相平衡,消瘦者应给予足够的热量。对每个患者来说,其总热量并非长期不变,随着病情的变化及体力活动的强度变化可以增减。

成人糖尿病每日能量供给(kcal/kg　标准体重)

劳动强度 \ 体型	消瘦	理想	肥胖
重体力	45~50	40	35
中体力	40	35	30
轻体力	35	30	20~25
卧床	25~30	20~25	15~20

根据标准体重、工作性质计算每日所需要的总热量：

每日总热量＝热卡/（kg·日）×标准体重

标准体重＝身高（cm）－105

2. 碳水化合物、蛋白质、脂肪的计算

我们每日所摄入的食物中，包含多种营养物质，蛋白质、脂肪和碳水化合物为主要营养物质。三者之间的分配应有一定的比例：碳水化合物占一日摄入总热量的 50%～60%，蛋白质的热量应占摄入总热量的 15%～20%，脂肪的热量占摄入总热量的 20%～25%。

3. 碳水化合物、脂肪、蛋白质在体内氧化所产生的能量值

1 g 碳水化合物	4 kcal
1 g 蛋白质	4 kcal
1 g 脂肪	9 kcal
1 g 纯酒精	7 kcal

例如：男性，2 型糖尿病患者，年龄 48 岁，轻体力劳动，身高 175 厘米，体重 68 公斤。计算其每日所需总热量，其中碳水化合物、蛋白质、脂肪各占多少？

首先计算该病人的标准体重：

标准体重＝175－105＝70 kg

该患者为轻体力活动，故每公斤体重按 30 千卡/（kg·日）热量计算，每日总热量＝30 千卡/（kg·日）×70 kg＝2100 千卡/日

每日所需碳水化合物产热量＝2100 千卡/日 ×60%＝1260 千卡

碳水化合物需要量＝1260÷4＝315 g

每日蛋白质需要量＝2100 千卡/日 ×20%÷4＝105 g

每日脂肪产热量＝2100 千卡/日 ×25%＝525 千卡

每日脂肪需要量＝525÷9＝58.3 g

在实际应用中取整数，如：糖类（碳水化合物）300 g，蛋白质100 g，脂肪 58 g。

附：热量单位及其换算

卡、千卡、焦耳、千焦都是热量单位，它们之间的换算关系是：

1 卡 = 4.186 焦耳

1 千卡 = 1000 卡 = 4186 焦耳 = 4.186 千焦

卡的定义为将 1 克水在 1 大气压下提升 1 摄氏度所需要的热量。

4. 一日食谱的计算和分配

首先，根据病人身高、体重、劳动强度等算得一日所需摄入的总热量应该是多少。根据一日总热量分别计算出碳水化合物、蛋白质、脂肪所需的克数。根据一日三餐平均分配，或1/5、2/5、2/5 的比例，计算出每餐碳水化合物、蛋白质和脂肪的克数。将碳水化合物、蛋白质和脂肪的克数，换算成具体食品。先算碳水化合物，根据饮食习惯，查表算出粮食（米或面）、蔬菜、水果的量，并计算出相当于几个粮食交换单位、蔬菜交换单位及水果交换单位。将蛋白质的摄入量减去上面计算的主食蔬菜、水果中所含的蛋白质克数，剩余的部分由肉、蛋、豆制品补充，并计算出相当于几个交换单位的肉、蛋、豆制品。最后计算脂肪交换单位，减去上面肉、蛋、豆制品中脂肪含量，将其不足部分由脂肪交换单位来补充。这样一个食谱算出后，可参照食品交换表，根据自己的习惯、爱好，调整食品的花样。

五、食品交换单位

根据我国的具体情况，将食物按照来源、性质分成几大类，同类食物在一定重量内所含的蛋白质、脂肪、碳水化合物和热量相似，不同类食物间所提供的热量也是相同的，可以相互交换。这样病人在配餐时，只要计算好总热量及每餐粮食、蔬菜、油、肉、蛋等各需几个交换单位，即可查表找到应该用的米、面、菜、肉、蛋等各多少，这就是食品交换单位。

食物交换份表

组别	类别	每份重量（克）	热量（千卡）	蛋白质（克）	脂肪（克）	碳水化合物（克）
谷薯组	谷薯类	25	90	2.0		20.0
菜果组	蔬菜类	500	90	5.0		17.0
	水果类	200	90	1.0		21.0
肉蛋组	大豆类	25	90	9.0	4.0	4.0
	奶制类	160	90	5.0	5.0	6.0
	肉蛋类	50	90	9.0	6.0	
油脂类	硬果类	15	90	1.0	7.0	2.0
	油脂类	10	90		10.0	

等值谷薯类交换表

（每份谷薯类供蛋白质 2 g，碳水化合物 20 g，热能 90 kcal）

食品	重量（克）	食品	重量（克）
大米、小米、糯米	25	绿豆、红豆、干豌豆	25
高粱米、玉米碴	25	干粉条、干莲子	25
面粉、玉米面	25	油条、油饼、苏达饼	25
混合面	25	烧饼、烙饼、馒头	35
燕麦片、莜麦面	25	咸面包、窝窝头	35
各种挂面、龙须面	25	生面条、魔芋生面条	35
马铃薯	100	鲜玉米	200

等值蔬菜类交换表

（每份蔬菜类供蛋白质 5 g，碳水化合物 17 g，热能 90 kcal）

食品	重量（克）	食品	重量（克）
大白菜、圆白菜、菠菜	500	白萝卜、青椒、茭白、冬笋	400
韭菜、茴香	500	南瓜、花菜	350

续表

食品	重量（克）	食品	重量（克）
芹菜、莴笋、油菜薹	500	鲜豇豆、扁豆、洋葱、蒜苗	250
西葫芦、西红柿、冬瓜、苦瓜	500	胡萝卜	200
黄瓜、茄子、丝瓜	500	山药、荸荠、藕	150
芥蓝菜、飘菜	500	慈姑、百合、芋头	100
蕹菜、苋菜	500	毛豆、鲜豌豆	70
绿豆芽、鲜蘑菇	500		

等值水果类交换表

（每份水果类供蛋白质 1 g，碳水化合物 21 g，热能 90 kcal）

食品	重量（克）	食品	重量（克）
柿、香蕉、鲜荔枝	150	李子、杏	200
梨、桃、苹果（带皮）	200	葡萄（带皮）	200
橘子、橙子、柚子	200	草莓	300
猕猴桃（带皮）	200	西瓜	500

等值大豆类交换表

（每份豆类供蛋白质 9 g，脂肪 4 g，碳水化合物 4 g，热能 90 kcal）

食品	重量（克）	食品	重量（克）
腐竹	20	北豆腐	100
大豆	25	南豆腐	150
大豆粉	25	豆浆	400
豆腐丝、豆腐干	50		

等值奶制类交换表

（每份奶类供蛋白质 5 g，脂肪 5 g，碳水化合物 6 g，热能 90 kcal）

食品	重量（克）	食品	重量（克）
奶粉	20	牛奶	160
脱脂奶粉	25	羊奶	160
奶酪	25	无糖酸奶	130

等值肉蛋类交换表

（每份肉蛋类供蛋白质 9 g,脂肪 6 g,热能 90 kcal）

食品	重量（克）	食品	重量（克）
熟火腿、香肠	20	鸡蛋（1 大个带壳）	60
半肥半瘦猪肉	25	鸭蛋、松花蛋（1 大个带壳）	60
熟叉烧肉（无糖）、午餐肉	35	鹌鹑蛋（6 个带壳）	60
瘦猪、牛、羊肉	50	鸡蛋清	150
带骨排骨	50	带鱼	80
鸭肉	50	草鱼、鲤鱼、甲鱼、比目鱼	80
鹅肉	50	大黄鱼、鳝鱼、黑鲢、鲫鱼	100
兔肉	100	虾、青虾、鲜贝	100
熟酱牛肉、熟酱鸭	35	蟹肉、水浸鱿鱼	100
鸡蛋粉	15	水浸海参	350

等值油脂类交换表

（每份油脂类供脂肪 10 g,热能 90 kcal）

食品	重量（克）	食品	重量（克）
花生油、香油（1 汤勺）	10	猪油	10
玉米油、菜籽油（1 汤勺）	10	牛油	10
豆油（1 汤勺）	10	羊油	10
红花油（1 汤勺）	10	黄油	10
核桃、杏仁、花生米	15	葵花籽（带壳）	25
		西瓜籽	40

合理分配饮食

热量（千卡）	谷薯类（克）	菜果类（克）	肉蛋豆类（克）	浆乳类（克）	油脂类
1200	150	500	150	250	2 汤勺
1400	200	500	150	250	2 汤勺

续表

热量(千卡)	谷薯类(克)	菜果类(克)	肉蛋豆类(克)	浆乳类(克)	油脂类
1600	250	500	150	250	2 汤勺
1800	300	500	175	250	2 汤勺
2000	350	500	175	250	2 汤勺
2200	400	500	175	250	2 汤勺

六、饮食治疗中常遇到的具体问题

（1）食品选择问题：糖尿病患者除了每日三餐定时定量外，在食品的选择上，最好选择升血糖较慢且较少的食品，如熟土豆比等量米饭升高血糖明显，那么就少吃土豆。粗粮细粮都吃，粗粮中含纤维素多，糖的吸收慢，餐后血糖上升慢，如玉米面、荞麦面均可，但糖尿病为终身疾病，一日三餐，缺一不可，所以，饮食应和正常人一样多样化，如长期以荞面为主食亦不适宜。各种食物中所含的蛋白质在质量上是有差别的，最好的是动物肉类及蛋类，鸡肉、鸡蛋、牛肉、牛奶、鱼类，必需氨基酸含量较多。动物脂肪中，含饱和脂肪酸较多，多食易致动脉硬化，所以，最好选用含不饱和脂肪酸多的油类，如玉米油、花生油、菜子油、鱼类脂肪等。

（2）吃糖问题：糖按分子结构分为单糖（如葡萄糖、果糖）、双糖（如蔗糖、麦芽糖、乳糖）和多糖（如淀粉）。

单糖甜度大，吸收得较快。食后很快进入血液使血糖升高。但果糖不需要胰岛素就可以被组织利用，食后血糖只轻度增高。而双糖，如蔗糖是由一个分子的葡萄糖和另一个分子的果糖所组成，所以，一半是葡萄糖，一半是果糖，食后也可很快进入血液。所以，糖尿病人吃糖，特别是通常食用的白糖，可使血糖迅速升高并可使血甘油三酯升高，所以不能多吃。

（3）甜味剂的应用问题：有些糖尿病患者想吃糖果糕点，想吃甜食,怎么办呢? 只有暂时用些糖的代用品。目前,我国生产的有木糖醇和甜叶菊。木糖醇(五碳糖)与蔗糖有类似的甜味,在代谢上不需要胰岛素参与,可以作为糖尿病人吃糖的临时代用品。过多的食用可引起腹泻,血甘油三酯升高,也不宜多吃。甜菊甙是从甜菊植物中提取的,甜度为蔗糖的 200 倍,可作为糖的代用品,供糖尿病患者食用。广大患者都很关心"糖精"的应用问题,糖精是一种甜味剂,但由于有的糖精含有致癌的硝基,许多国家曾禁止使用。亦曾有可致膀胱癌之说,但已被否定,所以,可以少量应用,但孕妇和儿童仍然避免食用含糖精的食品。

(4)吃水果的问题:水果中含有较高的果糖和葡萄糖,易于消化吸收,可使血糖迅速升高。但最近研究发现,果糖使餐后血糖值升高最小,所以,糖尿病患者可以吃西瓜等水果,但是要掌握好。一是不要大量吃,二是不要任何时间吃。并应该参照等值水果的产热,将所吃水果之供热量计算在总热量之中,这样即可避免血糖迅速上升。水果中含糖最高的是红枣、西瓜、甜瓜,樱桃含糖较少,小萝卜、番茄、黄瓜等含碳水化合物较低,可以代替水果,又可使患者享受水果香甜的滋味和提高患者的生活质量,增加患者的生活乐趣。

(5)饮酒问题:过量的饮酒可以促发高脂血症,可加重肝脏负担,加重糖尿病,故糖尿病患者及合并肝脏病者,使用胰岛素和内服降糖药者,均不能过量饮酒,肥胖患者亦不宜大量饮酒。

(6)脂肪的合理应用问题:糖尿病人多吃高脂肪食物,最大的坏处是引起高脂血症而加重动脉硬化。过量高脂肪食物可产生酮体,对身体代谢不利,故脂肪摄入量不宜过多,要控制在总热量的 25% 左右,而且对动物性脂肪要严加限制。含胆固醇高的动物性食物如内脏(脑、肝、肠、肺、心、肾等)、鱼子和油炸食品应尽量少吃。动物性脂肪如牛油、猪油含较多的饱和脂肪酸,容易引起动脉硬化,故最好选用不饱和脂肪酸多的植物油,如玉米油和鱼油。

在具体安排时,全日食物和烹调用油总量应在 60 g 左右,而炒菜用油约为 25 g。总胆固醇的摄入量不宜超过 300 mg,食物中胆固醇含量可通过查阅食物成分表而知。

(7)主副食的控制问题:有人认为多吃主食血糖就升高,不吃主食就可以有效地控制糖尿病,这种看法是不正确的。进食主食过少,葡萄糖来源减少,体内必须动员脂肪产生热量,脂肪分解生成脂肪酸,脂肪酸过多时常伴有酮体生成,会出现酮尿,病人会有头疼感觉。另一方面,不吃主食,肝脏仍不断地用氨基酸、甘油及乳酸生成葡萄糖,照样使血糖升高。

有些病人,只控制主食,而不控制含蛋白质多的副食。每日吃主食很少,而对鱼、肉、蛋等不加限制,试图以鱼、肉、蛋等代替主食,这也是不对的。若不控制副食,过多的鱼、肉、蛋类使每日总热量升高,另外,鱼、肉、蛋类等蛋白质食物在肠道消化后生成氨基酸,氨基酸一部分在肝脏会生成葡萄糖。所以,含蛋白质多的副食也可以升糖,吃多了同样对糖尿病不利。饮食治疗的关键是控制总热量,碳水化合物、蛋白质、脂肪要有一定的比例,均衡食用。

(8)肥胖糖尿病患者的饮食控制问题:肥胖糖尿病患者要强调控制饮食、减轻体重,此类患者由于受体缺陷,高血糖刺激胰岛 β 细胞产生更多的胰岛素,一方面引起高胰岛素血症,另一方面加重胰岛的负担。脂肪细胞膜和肌肉细胞膜上受体数目减少,对胰岛素的结合能力降低,使组织细胞对胰岛素敏感性下降,故对各种治疗效果都不理想。只有严格控制饮食,限制热量的摄入,每日主食量不超过 150 克,蛋白质不超过 60 克,每日最多用半汤匙油,不用油炒菜。这样减轻体重后,可使受体数目增多,受体结合能力恢复正常,组织对胰岛素的敏感性增加,糖尿病症状就可以减轻。

(9)蔬菜的选择问题:一般来说,糖尿病患者多食蔬菜,不会增加太多的热量。参考食品交换份等值蔬菜类,一类含糖为 1% ~ 3%,另一类含糖 4% ~ 10%,但仍然要进行选择,如山芋、芋头、藕及洋葱,含碳水化合物较多,不宜多食。

（10）饮食控制的灵活性问题：大多数患者工作、学习、活动量日常比较固定，因此，总热量通常不宜变动，但在患者遇到特殊情况时，就要随机应变，调整总热量，否则就会出现问题。例如，患者假日外出活动，庆贺日要跳舞等特殊情况，要增加体力劳动，这时消耗热量较多，就要根据体力活动多少不同的情况，适当增加食量而补充热量，否则，就会发生低血糖，严重者还会发生危险。

再例如，患者遇到重感冒、发高烧、食欲不振、不思饮食等情况时，硬性按原来的热量进食，就会引起胃肠不适而加重病情。所以，要灵活进行掌握，必要时在医师指导下进行调整。

七、食物的血糖生成指数（GI）

1. 食物的血糖生成指数

血糖生成指数也叫升糖指数，是指在标准定量下（一般为 50 克）某种食物中碳水化合物引起血糖上升所产生的血糖时间曲线下面积和标准物质（一般为葡萄糖）所产生的血糖时间下面积之比值再乘以100，它反映了某种食物与葡萄糖相比升高血糖的速度和能力，是反映食物引起人体血糖升高程度的指标，是人体进食后机体血糖生成的应答状况。升糖指数高的食物由于进入肠道后消化快、吸收好，葡萄糖能够迅速进入血液，易导致高血糖的产生。而升糖指数低的食物由于进入肠道后停留的时间长，释放缓慢，葡萄糖进入血液后峰值较低，引起餐后血糖反应较小，需要的胰岛素也相应减少，所以，避免了血糖的剧烈波动，既可以防止高血糖也可以防止低血糖，有效地控制了血糖。

另外，升糖指数低的食物非常容易产生饱腹感，同时引起较低的胰岛素水平，而胰岛素能够促进糖原、脂肪和蛋白质的合成。因此，食用升糖指数低的食物一般能够帮助身体燃烧脂肪，减少脂肪的储存，达到瘦身的作用，而升糖指数高的食物恰恰相反。

2. 影响升糖指数的因素

（1）碳水化合物类型和结构：单糖比多糖具有更高的升糖指数。

（2）淀粉的物理状态：谷类颗粒越细，升糖指数越高。

（3）膳食纤维含量：膳食纤维含量多，可减缓消化吸收率，降低食物的升糖指数。

（4）淀粉的糊化程度：淀粉糊化程度越高，升糖指数越高。

（5）脂肪与蛋白质含量：脂肪和蛋白质含量高可降低胃排空率及小肠消化吸收，升糖指数较低。

咸脆饼干能让血糖快速升高，它的升糖指数就高；生胡萝卜让血糖缓慢上升，它的升糖指数很低。低指数食物中，碳水化合物分解成葡萄糖分子的速度慢，对大脑的能量供应比较稳定。高纤维碳水化合物升糖指数相对较低，例如，富含纤维的黑色全麦面包升糖指数低，血糖升高不会太剧烈。我们可以在面包中加一些肉或鸡蛋，再加一点橄榄油，这顿午餐有滋有味，同时给大脑供应了充足的养料。

3.升糖指数高低的划分

高升糖指数食物：血糖生成指数＞75。

中等升糖指数食物：血糖生成指数在55～75之间。

低升糖指数食物：血糖生成指数＜55。

4.不同类型升糖指数食物举例

（1）低升糖指数食物

五谷类：全麦（全谷）面、荞麦面、黑米等。

蔬菜类：魔芋、大白菜、黄瓜、苦瓜、芹菜、茄子、金针菇、香菇、菠菜、番茄、豆芽、芦笋、花椰菜、洋葱、生菜。

豆及豆制品类：黄豆、豆腐、豆角、绿豆、扁豆、四季豆。

生果：西梅、苹果、梨、橙子、桃、提子、车厘子、柚子、草莓、樱桃、金橘、木瓜。

饮料类：牛奶、低脂奶、脱脂奶、低脂乳酪、红茶、酸奶、无糖豆浆。

糖及糖醇类：果糖、乳糖、木糖醇、麦芽糖醇、山梨醇。

（2）中等升糖指数食物

五谷类：红米饭、西米、麦粉面条、麦片、燕麦片。

蔬菜：番薯、芋头、薯片、莲藕。

肉类：鱼肉、鸡肉、鸭肉、猪肉、羊肉、牛肉、虾子、蟹。

豆及豆制品类：焗豆、冬粉、奶油、炼乳、鲜奶精。

生果：木瓜、提子干、菠萝、香蕉、芒果、哈密瓜。

糖及糖醇类：蔗糖、蜂蜜、红酒、啤酒、可乐、咖啡。

（3）高升糖指数食物

五谷类：白饭、馒头、油条、糯米饭、白面包、拉面、炒饭、爆米花。

肉类：贡丸、肥肠、蛋饺。

蔬菜：薯蓉、南瓜、焗薯。

水果：西瓜、荔枝、龙眼、凤梨、枣。

糖及糖醇类：葡萄糖、砂糖、麦芽糖、汽水、柳橙汁、蜂蜜。

八、糖尿病饮食治疗的误区

误区一、糖尿病控制饮食治疗就是饿肚子

糖尿病饮食首先是平衡膳食，患者应维持标准体重，摄入和自己的标准体重及活动强度相一致的食量。饥饿疗法可能使自身的物质被消耗，导致体重下降，引起代谢紊乱。时间过长，会导致营养失衡，这样不利于糖尿病的控制，反而加重病情。

误区二、糖尿病饮食就是多吃肉少吃主食

糖尿病饮食也必须注意平衡膳食，各种营养素之间需保持一定的比例，肉食品所含的脂肪和蛋白质同样也能升高血糖水平，若碳水化合物不按照50%～60%的比例摄入，将可能导致脂肪的过度分解，出现酮症，甚至发生酮症酸中毒。因此，糖尿病患者的主食量一般不宜少于150～200克。

误区三、糖尿病饮食就是多吃素菜少吃肉

糖尿病饮食首先是平衡膳食，各种营养素之间需保持一定的比例。由于肉食品摄入减少，势必使机体蛋白质不足，易导致患者抵抗力降低，更易发生感染。缺少肉类的饮食，由于没有脂肪的饱腹感，患者极易饥饿,这样不易坚持饮食治疗。

误区四、水果都是甜的,容易升高血糖,糖尿病患者要戒吃水果

水果口感好,还能补充大量维生素、果酸和矿物质,患者可以选择水果,但必须掌握时机以及数量。血糖控制平稳时可以选用水果,应将水果的热量计入每日总热能之内,吃水果最好在两餐之间做加餐用,既不至于血糖太高又能防止低血糖发生,水果中西瓜、苹果、梨、橘子等含糖量相对较低,而香蕉、红枣、荔枝、柿子等含糖量相对较高。

误区五、为了降血糖,每天只吃粗粮

都说粗粮升高血糖没那么厉害,所以,我不吃细粮,每顿饭都吃粗粮。其实,这种观点是错误的。

粗粮是相对我们平时吃的精米白面等细粮而言的,主要包括谷类中的玉米、小米、紫米、高粱、燕麦、荞麦、麦麸,以及各种干豆类,如青豆、赤豆、绿豆等。

由于加工简单,粗粮中保存了许多细粮中没有的营养。粗粮含碳水化合物比细粮要低,并且富含 B 族维生素。粗粮含有丰富的不可溶性纤维素,有利于保障消化系统正常运转。它与可溶性纤维协同作用,可降低血液中低密度胆固醇和甘油三酯的浓度,增加食物在胃里的停留时间,延迟饭后葡萄糖吸收的速度,降低高血压、糖尿病、肥胖症和心脑血管疾病的风险。

同时,很多粗粮还具有药用价值:荞麦含有其他谷物所不具有的"叶绿素"和"芦丁",可以治疗高血压;玉米可加速肠部蠕动,避免患大肠癌,还能有效地防治高血脂、动脉硬化、胆结石等。

因此,适当多吃粗粮对控制血糖及保健均是有益的。

但是,长期过多食入粗粮有一定的危害:

(1)影响蛋白质、脂肪的吸收:由于粗粮中含有的纤维素和植酸较多,每天摄入纤维素超过 50 克,而且长期食用,会使人的蛋白质补充受阻、脂肪利用率降低,造成骨骼、心脏、血液等脏器功能的损害,降低人体的免疫能力,甚至影响生殖能力。

（2）阻碍钙、铁、锌、磷的吸收：粗粮中的植酸含量较高，会阻碍钙、铁、锌、磷的吸收，影响肠道内矿物质的代谢平衡；缺铁和锌会造成老年人贫血和大脑早衰。

（3）减少胆固醇吸收，导致雌激素合成减少：食物中的胆固醇会随着粗粮中的纤维排出，肠道胆固醇的吸收减少，就会导致女性激素合成减少，影响子宫等生殖器官的发育。

（4）消化功能减弱：老年人由于胃肠功能减弱，吃粗粮多了会腹胀、消化吸收功能减弱。时间长了，会导致营养不良。

所以，粗粮虽好，但要注意食用方法。目前，建议健康人常规饮食中应该含有 30 ~ 50 克纤维素。老人每天的纤维素摄入量最好不要超过 25 ~ 35 克。青春期少女的纤维素摄入量，每天不应超过 20 克。饮食中以 6 分粗粮、4 分细粮最为适宜。吃粗粮的同时还要注意多喝水，粗粮中的纤维素需要有充足的水分做后盾，才能保障肠道的正常工作。

误区六、为了糖尿病戒了面食

都说面食升糖厉害，得了糖尿病以后我不吃面食了，只吃米饭。其实，这种观点是错误的。

我国北方特别是西北地区主要以面食为主食，南方以米饭为主食。

白面和大米都属于谷类，主要富含碳水化合物，其次，还含有一定的蛋白质，为机体新陈代谢提供能量，二者的产热能力是相当的。

在消化程度方面，大米和面食没有什么差别，都是容易消化的食品。但在烹调方法上来讲二者有一定差别。按照一般的烹饪方法，蒸米饭时大米与水的体积比例约为 1:1，而做面条或蒸馒头和面时面粉与水的体积比例多为 1:0.5 ~ 1:0.6。因此，做成熟食后，相同重量的米饭或馒头含大米或白面的质量是不同的。比如，同为 2 两，米饭中含大米大约仅为 1 两，馒头中含面粉则约为 1.3 两，反过来说，如果都要求进餐 2 两主食（按大米或白面计算），做成米饭重约 4 两，做成馒头可能仅有 3 两,在饱腹感方面就有差别了。

知道了面食和米饭在烹调方法上的差别,就能明白造成血糖升高幅度不一样的原因不是面粉和大米的差别,而是烹调方法上的差别。所以,医生在为患者制定饮食计划时一般都会特别指出主食量系面粉或大米的重量,这样比较好衡量。

西北地区生活方式以面食为主,且以面条形式为主,进餐时主食量多,蔬菜、肉蛋奶及油脂均较少,进餐后血糖升高幅度较大。而如果注意改进食物结构,如适量进食面条,配以足量的蔬菜、精瘦肉及油脂,进食混合餐,可使血糖升高幅度下降。

所以,糖尿病患者不需要戒了面食,注意面食所含面粉的重量、烹调方法及副食搭配,同样可以平稳控制血糖。

误区七、少食多餐就是可以随便吃零食

得了糖尿病,医生让我少食多餐,这可好啊,我本来饭量就小,喜欢吃零食,那我就少吃点饭,多吃点零食,饿了我就随便吃,岂不很好?其实,这种想法是误解了少食多餐的本意。

正常人在进餐后,随着血糖浓度的升高及肠道激素的作用,自身胰岛素分泌增加以控制餐后升高的血糖浓度,维持血糖稳态。胰岛素升高幅度可达到空腹水平的 5 ~ 10 倍,其高峰多出现在进餐半小时到 1 小时之间。糖尿病患者胰岛 β 细胞功能受损,自身胰岛素分泌能力下降,特别是表现在餐后胰岛素分泌能力下降,其峰值延迟,常难以达到空腹水平的 5 倍。因此,糖尿病患者要求少食多餐,减少每一餐的能量摄入,以适应下降的胰岛 β 细胞功能,避免餐后血糖的过度升高。

分餐的原则是总热量不变,保留三餐主餐,根据个人情况,加餐 1 ~ 3 次,加餐在两次主餐之间,定时进餐,每次加餐热量摄入不可过多。加餐多以水果、牛奶、小点心(不含糖)为宜。

由此可以看出多餐并不是想吃就吃。随意进餐,会导致进食量难以掌控,多数会造成总热量超标,过剩的热量以脂肪的形式囤积下来,增加胰岛素抵抗,进而增加血糖控制难度,增加糖尿病血管病变的风险。药物降糖方案的制订，基于稳定的进餐、活动方式，当进餐发生频繁波动时，降糖药物无法按时投放，降糖效果变差。随意进餐还会造成血糖的频繁波动，促进糖尿病慢性并发症的发生，增加心脑血管事件发生的几率。

少食多餐是平稳控制血糖的方法之一，要遵循定时、定量的原则。

误区八、动物油不能吃，植物油可以多吃些

动物油不好，吃多了容易发生心梗、脑梗，不能吃。植物油好，可以多吃些。这种认识是不全面的。

动物油是动物脂肪，动物油以猪油为代表，含饱和脂肪酸和胆固醇较多。动物油中的胆固醇是人体组织细胞的重要成分，是合成胆汁和某些激素的重要原料。动物油具有促进脂溶性维生素 A、D、E、K 等的吸收作用。由于动物油含有较多的饱和脂肪酸和胆固醇，所以，过多食用易引起高血压、高脂血症、动脉硬化、冠心病及脑血管意外，对人体不利。

植物油是由不饱和脂肪酸和甘油化合而成的化合物，广泛分布于自然界中，是从植物的果实、种子、胚芽中得到的油脂，如花生油、豆油、亚麻油、蓖麻油、菜子油等。植物油的主要成分是直链高级脂肪酸和甘油生成的酯，脂肪酸除软脂酸、硬脂酸和油酸外，还含有多种不饱和酸，如芥酸、桐油酸、蓖麻油酸等。

食用油中还有一种必需脂肪酸，它是人体新陈代谢不可缺少的物质，不但会影响生物膜结构的更新，还能促进胆固醇变成胆汁酸盐，阻止胆固醇在血管壁上沉淀，进而起到防止动脉硬化的作用。植物油所含的必需脂肪酸要高于动物油。另外，植物油中不含胆固醇，而含有豆固醇、谷固醇等植物固醇，这类植物固醇不会被人体吸收，而且能够阻止人体对胆固醇的吸收。

相对于动物油来说，植物油致动脉粥样硬化的作用确实较弱。但这并非绝对的，如鱼油是动物油，却含有大量的不饱和脂肪酸，特别是海产鱼中含量丰富，可以用于高脂血症的预防及干预，而植物油中的椰子油和棕榈油含饱和脂肪酸较多。特别需要注意的是,市面上出售的植物奶油或植物黄油,它们是大豆油经人工加氢制造的产品,口感和烹调效果都类似黄油,脂肪酸比例也类似黄油,尽管它们不含有胆固醇,却含有反式脂肪酸,能促进动脉粥样硬化、冠心病及血管意外的发生,营养价值较黄油更低。

动物油和植物油虽然有差别,但它们的主要成分都是脂肪,在人体内所产的热能相同。1 克脂肪产热 9 千卡,是蛋白质及碳水化合物的 2.25 倍。因此,从总热量控制的角度考虑,即便是植物油亦不能过多食用。食用过多的植物油会造成能量摄入过多,而引起肥胖。

一般来讲,每人每日所需的食用油量约为 2 汤匙。在烹调食物时尽量选择如蒸、煮、炖、焖、凉拌等方法,尽量避免油炸、油煎的烹调方法。

误区九、糖尿病患者需要专门食品

我患糖尿病 2 年了,老婆每次都为我单独做饭,我用的面粉是糖尿病患者专用的,我吃的饼干也是糖尿病患者专用的,总之,患了糖尿病就要用糖尿病患者专用食品。其实,糖尿病患者都不需要进食糖尿病专用食品。

糖尿病患者的一日三餐与正常人的健康饮食大同小异,重点在于热量供给的固定,而非其他。糖尿病饮食的宗旨是定时、定量进餐,兼顾饮食的合理性及科学性。

总热量的摄入是根据身高、理想体重、劳动强度及疾病状态制定的。相同身高、年龄相仿的糖尿病患者,重体力劳动者每日主食量就会多一些,轻体力劳动者每日主食量会少。但其食物的内容是一样的,医生或营养师为您估算食物的重量亦是按照日常生活中的米、面、蔬菜等估算的。

市面上常见的糖尿病专用食品,大多利用了糖尿病饮食中的一些概念点。比如,有人认为糖尿病患者吃粗粮好,于是就有商家开发带麸子的面粉给糖尿病患者食用。粗粮固然好,但食用要适量,否则会增加肠胃负担,给患者带来不适,更有甚者,过量食用粗粮会增加患胃癌的几率。这样的面粉与我们日常生活中常用的面粉热量不同,产热能力亦不相对固定,对医生制定饮食计划带来了很多不确定性。同时增加了家庭烹饪的难度,使糖尿病患者产生孤立感,反而不利于糖尿病的长期控制。

还有一些商家,开发糖尿病患者专用的降糖食品,这就更不可取了。众所周知,凡是食物都会产生热量,热量摄入后会导致血糖升高。如果摄入某种食物后血糖不升反降,就要特别引起我们的警觉了,需要明确是什么物质使本应升高的血糖下降了。

综上所述,无论从有效性、操作性、便利性角度考虑,还是从安全性角度考虑,糖尿病患者都不需要进食糖尿病专用食品,和它们说"bye – bye"吧。

误区十、天然果糖能降糖,可以多吃

医生说蔗糖不能多吃,但是我特别爱吃甜食,没有甜味儿,这东西也不好吃啊,所以,我就发现了果糖,果糖不是葡萄糖,不升高血糖,我可以放心地吃了。其实,这种认识是错误的。

果糖是葡萄糖的同分异构体,含 6 个碳原子,也是一种单糖,它以游离状态大量存在于水果的浆汁和蜂蜜中,果糖能与葡萄糖结合生成蔗糖。

果糖与传统的天然糖之间最大的区别就是升糖指数低,即 GI 值低。GI 是反映食物引起人体血糖升高程度的指标。在同等条件下,如果将食用葡萄糖后所产生的血糖升高指数当做 100 的话,那么食用果糖后,人体的血糖升高指数仅为 23,甚至有的能低至 19,而蔗糖则高达 65。也就是说,食用果糖后人体血糖的升高程度要远远低于其他传统的天然糖品。同时,果糖的甜度是蔗糖的 1.8 倍,是所有天然糖中甜度最高的糖,所以,在同样的甜味标准下,果糖的摄入量仅为蔗糖的一半。而且,与人工合成的甜味剂相比,果糖在营养性与安全性上可靠得多。所以,果糖在糖尿病患者食品中得到了广泛的应用。

　　但是,果糖的摄入量不宜过大。果糖在机体内是需要转化为葡萄糖或糖原才能被利用的,所以,即使果糖升糖指数低,但它还是会升高血糖。果糖和葡萄糖一样能转化合成甘油三酯,过分摄入也会导致肥胖和高脂血症。一次性过多摄入果糖,还会导致果糖吸收不良,引起肠胃反应。另外,近期有报道称喝果汁时所吸收的大量果糖,会增加患直肠癌的几率。

　　所以,果糖固然有些许好处,但是不宜过多食入。

第四章

糖尿病的运动治疗

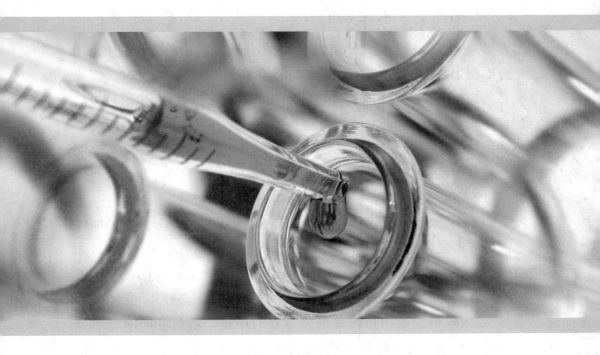

糖尿病的治疗除了科学合理地饮食控制及合理用药外,适当合理地运动也是糖尿病治疗的"五驾马车"之一,运动也是一项必不可少的治疗方法。

第一节 糖尿病患者运动的好处及运动的原则

一、糖尿病患者运动的好处

糖尿病病人适量地运动可以有效控制血糖,运动本身对糖尿病的治疗有很多好处。首先,通过运动可以减轻肥胖和胰岛素抵抗,因为大多数 2 型糖尿病病人都存在肥胖和胰岛素抵抗。其次,运动可以增加糖的利用,使胰岛素的敏感性得到改善。第三,运动还可以改善循环和机体的代谢,对胰岛的 β 细胞有一定的保护作用。另外,运动能使人心身愉悦,对增加战胜疾病的信心是有很大帮助的,同时,通过运动可以改善心血管功能,提高自身的素质,可以防治并发症的进一步发生和发展,因此,运动是糖尿病治疗不可忽视的一种方式。长期体育锻炼可增强体质,改善肌糖原的氧化代谢及心血管功能,提高机体抗病能力,减少并发症,减少降糖药物剂量。肥胖患者运动可使体重减轻,使活动的肌肉等靶组织对胰岛素敏感性增强,胰岛素受体数目上升,减少降糖药的用量或降低胰岛素的用量。运动可加速脂肪分解,减少脂肪堆积,促进游离脂肪酸、胆固醇等的利用,以补偿葡萄糖供能不足,降低血清甘油三酯、低密度脂蛋白和极低密度脂蛋白,有利于动脉硬化症、高血压、冠心病的防治。运动可增强心肺功能,促进全身代谢,对糖尿病并发症有一定的预防作用,还可预防骨质疏松。另外,运动还可以陶冶情操,消除应激,改善脑神经功能状态,放松紧张情绪,提高生活质量。

二、哪些人适合运动治疗

肥胖超重的 2 型糖尿病患者;病情控制稳定的 2 型糖尿病患者;病情控制稳定的 1 型糖尿病患者;病情控制稳定的妊娠期糖尿病患者。

三、哪些糖尿病病人不适合运动

血糖控制不佳,血糖很高或血糖波动大的患者;合并急性并发症的患者,如糖尿病酮症或酮症酸中毒,糖尿病高渗性昏迷等;合并严重慢性并发症的患者,如心肾衰竭、严重视网膜病变、下肢大血管病变、糖尿病足、自主神经功能紊乱等;其他情况:各种感染、心律失常、新近发生的血栓、重度高血压等。

四、糖尿病患者运动的原则

(1)糖尿病患者运动应因人而异:应根据糖尿病类型、病情,是否伴有高血压、冠心病等来制定运动方案。

(2)循序渐进、持之以恒:应按照人体对运动产生良好适应性,经历开始、适应和维持三个阶段,避免运动量增加过大和过快,运动前充分的准备活动和运动后的整理活动。

(3)将运动融入生活:如尽量少用汽车代步,少乘电梯等。

(4)运动方案的调整:随病情、药物的种类或剂量以及饮食控制的改变做调整。

糖尿病患者的运动疗法一定要量力而行,盲目的运动方法不仅起不到保健的功效,反而会加速并发症的发生,运动前一定要咨询医生,在医生的指导下制定一个适合自己的运动方式和运动量,特别是那些平时不爱动的患者。与医生商讨的内容包括:进行哪些运动,寻找最佳锻炼时间,锻炼对某些药物疗效可能产生的影响。为了达到最理想的健身效果,建议每周中等强度锻炼2.5小时,比如快走、游泳或骑自行车等。但是在进行这些运动之前,一定要问问医生,这些运动是否适合自己的情况。如果患者正在使用胰岛素或其他降糖药,应该在锻炼前半小时测血糖,并在做准备活动时再测一遍,以判断是否适宜锻炼。不同血糖水平的患者锻炼最好遵循以下原则:

血糖低于5.6 mmol/L(100 mg/dL):血糖过低,锻炼不安全。建议锻炼前适当吃点含糖零食,比如水果或饼干等。

血糖为5.6~13.9 mmol/L(100~250 mg/dL):最适合锻炼,比较安全。

血糖大于等于13.9 mmol/L(250 mg/dL):这是"警戒"血糖水平。为安全起见,最好检测尿酮体。酮体过高意味着体内胰岛素不足,此时强行锻炼会导致酮症酸中毒,属于糖尿病的严重并发症。建议等酮体下降后再进行锻炼。

血糖大于等于16.7 mmol/L(300 mg/dL):锻炼最不安全,需要马上去医院找医生进一步调整治疗方案。长时间锻炼过程中,特别是开始一项全新的锻炼或增加运动强度和时间时,每隔30分钟应查一次血糖。进行室外运动时,可能难以做到这一点。然而,这一措施是绝对必要的。出现两种情况,应立即停止锻炼:一是血糖小于等于3.9 mmol/L(70 mg/dL),二是感觉身体摇晃、精神紧张或恍惚。此时应该补充饮食,提高血糖,可选择2~5块水果糖、半杯果汁、半杯甜汽水等。15分钟后,再测血糖。如果血糖仍很低,继续补糖,15分钟后再测血糖。血糖至少回升到3.9 mmol/L以上。锻炼结束后,应立即查血糖,之后几小时还应再查几次。锻炼中越是用力,影响血糖的时间就越长,锻炼后数小时仍可能出现低血糖,此时应适当吃点甜食,如水果或饼干,喝一小杯果汁等。对糖尿病患者而言,适当的锻炼并及时查血糖是非常重要的。

五、糖尿病患者运动锻炼要有技巧

糖尿病患者如何参加健身运动呢？这要根据患者具体的健康状况而定。就总体而言，糖尿病患者的健身训练安排，应以上肢上体为主，给予适当的负荷运动强度，以达到有效促进血液循环的效果。强度适宜、方法得当、安排合理的健身运动有益健康。然而，有些人同样运动适时定量，方式得法，但始终未获得健身之益，反而被一些疾病缚身。

选择适合自己的锻炼方式。糖尿病可以引起如眼睛、神经系统的病变，这些病变的类型和程度决定了你所应当采取的锻炼方式。例如，如果你的足部失去了感觉，那么游泳比散步更适合你；如果你视力不好，或者经常发生低血糖现象，那么室内锻炼或者找一个朋友陪伴将是你明智的选择。

开始锻炼前进行一次彻底的身体检查，包括测血压、心脏与肾功能检查、眼底照相等相关检查，足部末梢血运以及末端感觉等，血脂、血糖和糖化血红蛋白、血液循环和神经系统等全面的检查。

在开始锻炼前要进行身体的预热，并进行一些伸展运动。预热可以选择一些低强度的运动如步行，使心脏和肌肉进入"工作状态"，之后就可以进行柔和的伸展运动，以使关节和肌肉变得有弹性，僵硬的关节和肌肉很容易受伤。

在结束锻炼的时候要使身体逐渐地冷下来。逐渐地减缓运动，直到你的呼吸变得正常为止，然后再进行一组伸展运动，运动后肌肉会更加容易伸展。

摄取足量的水。出汗就意味着体液的丢失，摄取足够的水以补充因出汗而丢失的体液是很重要的。白开水通常是最好的选择。如果锻炼的时间比较长，可以选择一些含有碳水化合物的饮料，以补充热量。

能否进行负重的锻炼取决于心肺功能。几乎所有的糖尿病病人都能够进行低强度的负重训练，可以通过较轻的哑铃负重训练计划来

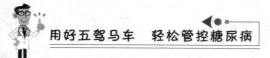
加强你的上肢力量,但是,一般不建议有心功能改变的患者使用哑铃锻炼。

六、糖尿病患者运动锻炼时的注意事项

首先,要注意双脚。在锻炼的时候穿上适合于运动的鞋,这就意味着打篮球的时候就得穿上篮球鞋,散步的时候穿上散步专用鞋,跑步的时候穿上跑步专用鞋等不一而足。当鞋穿旧了以后,要及时更换。要穿上干净、合适的袜子。锻炼完了以后,要及时检查你的双脚,如果发现水泡、红肿、局部发热等问题,请立即与你的医生联系。

其次,要注意低血糖。如果你在使用胰岛素或者口服降糖药,在锻炼当中或锻炼后就可能出现低血糖,实际上有时低血糖可能发生在锻炼 12 小时之后。通过饮食和锻炼控制的 2 型糖尿病病人通常出现低血糖的风险比较低。葡萄糖在你锻炼时被消耗掉,同时锻炼也增强了身体对于胰岛素的反应性,这两点都有助于血糖的降低。通过精心的计划,你的医生会对你的胰岛素用量进行适当地调整以避免低血糖的发生。

最后,穿上适合当时天气和运动量的衣服,在温暖的天气里穿上厚重的衣服是没有任何好处的。出汗过多对于减肥没有什么帮助,丢失的仅仅是水分,实际上,这样做是不利于健康的,只会让你的身体过热。在夏天,穿轻薄而且颜色较淡的衣服,并且要擦防晒霜,戴上帽子。

第二节　糖尿病患者的生活、锻炼与外出

一、正确对待工作,管好自己的起居生活

(一)正确对待工作

糖尿病是一种慢性疾病,目前还不能根治,因此,不管是大夫或者

病人，都应该充分认识，糖尿病病人除非有严重合并症的情况下，完全可以坚持工作和学习。事实上，大多数糖尿病病人也都参加了工作和学习。那么，糖尿病病人应该怎样对待工作和学习呢？

（1）把工作和学习当做是一种治疗手段，因为，患者工作和学习过程中都要消耗能量，也就消耗了作为能量主要来源的糖。由于机体利用了糖，血糖在坚持工作和学习过程中就有所下降，所以，患者应以愉快的心情坚持工作和学习。

（2）在工作中发挥自己的聪明才智，对人类做出贡献，消除了疾病对自己的精神压力和思想负担，消除了精神不佳所引起的病理因素对糖尿病的不利影响，有助于糖尿病的稳定和康复。

例如：人们在烦躁、忧伤、受惊、愤怒、长期心理不良等精神因素的影响下，身体内产生一种叫肾上腺素和肾上腺皮质素的激素，这种激素有对抗胰岛素的作用，使患者血糖升高，病情加重。还可以使患者血压升高，加重糖尿病患者的合并症，并加速合并症的发展，可发生眼底出血，脑血管意外等。因此，患者应避免不良精神刺激，以稳定情绪，愉快地生活，使病情稳定，减轻并发症和延缓并发症的进程。

（3）工作和学习都应该根据合并症、饮食和药物治疗的情况，在医生的指导下做出合理的安排。

（4）坚持定期复查，根据病情调整工作量，遇到急性并发症时，应该休息，只有这样才能长期坚持有效的工作。

（二）管好自己的起居生活

糖尿病人应该比常人更加严格地管好自己的起居生活，这是因为：

（1）糖尿病人在接受治疗时（包括饮食治疗）每日供给的能量基本固定。这种固定能量的多少，是在病人和医生根据病人的血糖和尿糖改变来确定的，不是随意固定的。过多的休息就会使能量消耗减少，而血糖增高。过多的活动又可增加消耗，引起低血糖。因此，应该按时起居,养成规律的起居习惯,更有益病人的治疗。

(2)人们的起居生活明显影响人类"生物钟"的调节,这种"生物钟"的调节,可随着人们生活习惯而有所改变。例如,经常上夜班的人,晚上肾上腺皮质激素就比常人高。从而影响正常的代谢规律,这种规律的紊乱,使病人血糖随之改变,病人和医生很难掌握其饮食能量和药物应用的时间,延误病情。

(3)糖尿病人由于饮食治疗和胰岛素用量都是定时定量,长期坚持的。因此,要求患者起居生活、体育锻炼也要定时、按时起床,按时就寝,按时上下班,按时体育锻炼,同时活动量应相对恒定。否则,由于能量消耗不均衡,今天高,明天低,在饮食定时定量的情况下,就容易使血糖发生很大的波动。不仅胰岛素不易掌握,而且合并症也容易发生。因此,患者应该掌握管理好自己的起居生活。

二、养成良好的卫生习惯

糖尿病人最容易发生感染,糖尿病人发生肺结核比正常人高3~5倍。妇女发生肾盂肾炎比正常人高2~3倍。其他如皮肤、软组织感染和外耳道、胆囊的炎症等。易发生感染的原理是高血糖使血渗透压增高,抑制白细胞的吞噬能力,使抵抗力降低。另外,蛋白消耗,免疫球蛋白等抗体生成能力下降以及其他多种防御功能缺陷等,使患者容易感染,而且感染较重。感染以后使胰岛素抵抗性增强,使糖尿病加重,而后者又使感染加重,形成恶性循环。

由于以上原因,糖尿病患者要特别注意自己的卫生习惯,增强体质。除提高总体防御能力外,在具体细节上要把好病从口入关,注意手的卫生,吃东西要注意清洁。冬季末梢循环不佳,容易发生冻伤,要注意保暖,夏季要勤洗澡,避免皮肤感染。房屋要注意通气。抽烟的人应该戒烟,因为抽烟对糖尿病有百害而无一利,吸烟会引起儿茶酚胺增高,不仅升高血糖,而且升高血压,短期内就有明显的反应。另外,吸烟增加血内一氧化碳,一氧化碳与血红蛋白结合,影响血红蛋白携氧能力,使组织缺氧而加重糖尿病的并发症。总之,糖尿病患者应从各方面注意自己的卫生习惯。

三、体育锻炼

(一)不同的病情有不同的要求

由于1型和2型糖尿病病人胰岛素水平不同,对代谢影响也不同,所以,参加体育锻炼的具体要求也各不相同,分别叙述如下。

1.1型糖尿病

(1)不提倡长时间的运动。停用胰岛素、胰岛素不足或酮症时,运动将导致血糖增高,这是由于胰岛素不足,肌肉摄取葡萄糖减少,肝脏输出葡萄糖增加,就出现高血糖,同时肝脏产生酮体增多。另外,注射胰岛素使其相对过多时,运动可使肝葡萄糖的产生减少,肝葡萄糖减少,可发生低血糖,再加上注射的部位(如前臂)运动,加速胰岛素的吸收,从而加重低血糖。

(2)鼓励病人进行餐后运动。餐后运动可改善1型糖尿病病人的餐后高血糖,因为餐后30分钟锻炼可以降低餐后高血糖。

2.2型糖尿病

(1)提倡中等强度的45分钟运动,可以减肥,并可使血糖水平显著下降,因为肌肉摄取葡萄糖增加,超过了肝脏葡萄糖的生成。

(2)运动可增强胰岛素的敏感性和改善脂蛋白浓度,对防止并发症可能有益。

(3)有慢性合并症,要注意选择活动方式,以免合并症加重。例如,足部感觉迟钝时不宜跑步,以免发生外伤而发生坏疽,但可以选择脚踏车等。

(二)锻炼应注意的事项

(1)运动治疗前应进行全面检查,包括心、肝、肾功能等。根据糖尿病的类型和全身情况,把握住锻炼的禁忌症和适应症。

（2）1型糖尿病容易发生低血糖,所以,要选择活动小的部位注射胰岛素（如小腹部）。除调整饮食和胰岛素外,应随身携带少许糖果或饼干,在发生低血糖时应及时服用。

（3）根据糖尿病控制的好坏和并发症,选择适当的运动方式和运动负荷量。

（4）运动一般要求在进餐半小时后进行,既有利于葡萄糖的吸收和利用,又可防止低血糖。

（三）糖尿病患者运动的适应症和禁忌症

适应症：

（1）2型糖尿病。

（2）1型糖尿病,病情控制较好的。

禁忌症：

（1）重症急性合并症：如心肌梗死、糖尿病坏疽、酮症、急性感染等。

（2）慢性合并症：糖尿病肾病、视网膜病、肺结核、肝病等。

（3）妊娠。

（4）伴有引起低血糖危险的病症,如腹泻、呕吐等。

受限制的有：

（1）体质较弱,有心血管并发症,运动量要从小量开始,逐渐增加,适可而止。

（2）1型糖尿病,要限制除餐后以外的运动。

（3）有退行性关节病变,要限制跑步等剧烈运动。

（四）运动方式和负荷量的选择

1. 运动方式的选择

糖尿病病人的运动方式和运动量,必须结合年龄、性别、身体一般情况和糖尿病的类型与程度,结合自己的生活和运动习惯来确定。运动的方法有散步、慢步、快步行走、跑步、骑自行车、游泳、划船、跳舞等。

2. 运动负荷量的选择

中等强度负荷量:指在整个运动刚结束时,脉搏数可控制在如下公式范围内:170－年龄＝脉搏数,运动时间持续 30 分钟左右。以骑自行车为例,每分钟 60 转,运动 30 分钟,大于以上标准为重强度,小于以上标准为轻强度。根据我们的经验,这个运动量偏强,实际耐受不了,可适当减弱运动负荷。

运动负荷的选择:病情控制不太满意的老年 2 型糖尿病病人,合并有心血管疾病但尚无症状的中青年糖尿病病人,可选用轻负荷运动量。中青年,肥胖而无心血管合并症,又无糖尿病肾病、视网膜病变的可用强负荷量。其余的人均从轻负荷量开始,根据病情,在不发生危害的情况下,逐渐增加负荷进行锻炼。

四、外出的准备

糖尿病病人外出,不能像常人一样,一定要做些与疾病有关的准备工作。

(1)糖尿病病人应该随身携带糖尿病人卡片。我国没有统一的格式,每个人根据自己的情况,用比较厚实的纸张,为自己设计一个卡片。其内容包括姓名、性别、年龄、地址、糖尿病的类型,每日控制饮食情况,近来用什么药物治疗以及用胰岛素的剂量和药物的剂量等。这个卡片随身携带,当万一发生低血糖和酮症昏迷时,可以使医生和周围的人很快了解病情及时给予治疗。

(2)用胰岛素的患者应携带注射器、酒精、棉球以及经常口服的药物。

(3)携带一些容易吸收的食物如饼干等,因为外出中活动量都偏大,有可能发生低血糖,以便及时补充。

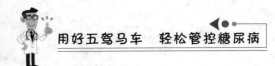

　　（4）出门在外，饮食不能像在家中那样按自己的需要，也不可能有很多的蔬菜供给，所以，要适当携带一些适合自己胃口的可供生食的蔬菜，如夏季的黄瓜、番茄，冬季可携带萝卜等，既可以充饥，热量又增加不多。在食用时要根据自己胃肠功能状态，多次少量，以免带来胃肠的不适。

第五章

糖尿病的药物治疗

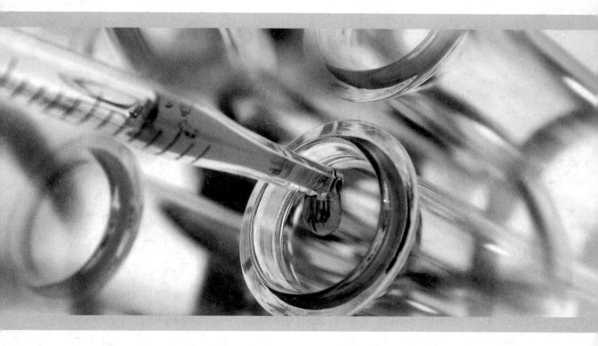

糖尿病的药物治疗是糖尿病治疗的"五驾马车"之一,药物治疗是建立在饮食、运动控制良好的基础上。目前,市面上有众多的治疗糖尿病的药物,糖尿病患者在服用这些药物时一定要了解药物的成分、作用机制、适应症及副作用等,然后根据自己的病情选择药物。目前,降糖药物主要有口服和注射两大类。

第一节　口服降糖药物

一、磺脲类降糖药

1. 药理作用

(1)刺激胰岛 β 细胞分泌胰岛素:2 型糖尿病患者主要表现为胰岛素相对缺乏,磺脲类药物主要作用是促进有功能的胰岛 β 细胞分泌胰岛素。药物作用的前提是患者体内尚存在有功能的胰岛 β 细胞(有人认为至少还有30%以上的有功能的胰岛 β 细胞存在)。换句话说,有功能的胰岛 β 细胞存在,药物才能起作用,也就是说,胰岛功能较好,药品效果就好,胰岛功能差,药品效果就差,胰岛无功能,该类药品就无效。所以,磺脲类药物在2 型糖尿病人可以单独应用或与其他口服降糖药联合应用。

(2)增加周围组织对胰岛素的敏感性:2 型糖尿病患者存在周围靶组织细胞胰岛素受体数目减少,同时伴有胰岛素和受体亲和力下降,新一代的磺脲类药物如格列美脲对上述两种情况均有部分改善作用。从此角度看,1 型糖尿病在用胰岛素的同时亦可以用此类药物,以减少胰岛素的用量而增加疗效。

2. 适应症

非肥胖的 2 型糖尿病,在饮食治疗仍不能达到满意控制时;肥胖的 2 型糖尿病,用饮食治疗和双胍类药物仍然控制不满意时,可加用该类药物;1 型糖尿病,在长期应用胰岛素而敏感性下降时,可加用该药物;过去用胰岛素,每日在 40 单位以下者可试改用该类药物;有肾脏合并症者,可选糖适平。

3. 禁忌症

对该类药物有不良反应者,如过敏、白细胞减少等。糖尿病急性合并症,如酮症酸中毒、严重感染、高烧、急性心梗等。肝肾功能不好的慎用。

4. 种类、剂量和作用时间

常用磺脲类药物及作用时间

药物名称	每片剂量	剂量范围/日	服药次数/日	生物半衰期(小时)	作用时间表(小时)		
					开始	最强	持续
甲苯磺丁脲	0.5 g	0.5 ~ 3.0 g	2 ~ 3	4 ~ 8	0.5	4 ~ 5	6 ~ 12
格列苯脲(优降糖)	2.5 mg	2.5 ~ 20 mg	1 ~ 2	10 ~ 16	0.5	2 ~ 6	16 ~ 24
格列齐特(达美康)	80 mg	80 ~ 240 mg	1 ~ 2	12		2 ~ 6	12 ~ 24
格列吡嗪(美吡达)	5 mg	2.5 ~ 30 mg	1 ~ 3	3 ~ 6	1	1 ~ 2	8 ~ 12
格列喹酮(糖适平)	30 mg	30 ~ 180 mg	1 ~ 3	1 ~ 2			10 ~ 20
格列美脲(亚莫莉)	1 mg,2 mg	1 ~ 6 mg	1	4 ~ 7		3 ~ 5	24

5. 失效及处理

磺脲类药物有原发性失效(给足够的治疗剂量,经 1 个月后仍未能控制病情者)和继发性失效(开始治疗时比较满意,但经过一段时间后失效）。这种情况在处理时有两种方法：首先，不论原发或者继发失效，都可先加用双胍类药物，一般情况下都能满意控制病情。其次，对于继发性失效者，可换另一类制剂，或者停药一段时间后，药物可以重新产生效果。

这里要特别强调的是正确理解"足够的剂量"这一概念，剂型不同，足够剂量也不同。患者很难自己掌握，要在医师指导下判断。简易而大致准确的方法是，每种剂型每日 6 片可认为达到了足够剂量。

6. 与其他药物的协同和拮抗

在应用磺脲类药物治疗糖尿病，同时服用其他药物时，要注意其他药物对降糖药物的加强作用和对抗作用。

加强磺脲类药物作用的有：苯乙胺、苯环丙胺、保泰松、冠心平、阿斯匹林、丙磺舒、巴比妥类、吗啡、氯霉素、异烟肼（雷米封）、对氨水杨酸钠、双香豆素等。

对抗磺脲类药物作用的有：肾上腺皮质激素，如强的松、地塞米松、大量甲状腺素、双氢克尿塞、速尿、维生素 C 及某些口服避孕药物等。

若患者因其他疾病服用以上药物时，要随时调整降糖药的用量，保持血糖水平稳定。

7. 磺脲类药物的选择

近几年来，市场上销售的降糖药物有优降糖、达美康、美吡达、糖适平及格列美脲等。这类药物都是磺脲类药物，其共同特点是不仅有明显的降糖作用，而且在治疗糖尿病的同时，有的药物有减少和防止糖尿病并发症的作用。例如，格列齐特和格列吡嗪都有抗血小板聚集和增加纤维蛋白溶解的作用，从而改善视网膜和肾脏微循环，治疗或逆转视网膜和肾脏合并症的进展。格列齐特还有减轻血管对肾上腺素的过度收缩反应作用。而格列吡嗪可能有降低血胆固醇和甘油三酯水平，提高高密度脂蛋白组分的作用。

由于格列苯脲的强力降糖作用，可发生致命的低血糖，因而老年患者慎用或者不用。有学者认为,60 岁以后最好不用格列本脲,有肾脏合并症的,可选用格列喹酮,该药不经过肾脏排泄,不会产生蓄积作用。所以,应用时要恰当地选择。

二、双胍类药物

1. 药理作用

一是增加外围组织(肌肉、脂肪组织等)对葡萄糖的摄取和利用;二是抑制和延缓葡萄糖在肠道的吸收,抑制肝脏的糖原异生;三是通过增加靶细胞中胰岛素受体数目和对胰岛素的亲和力,从而增加外周组织对胰岛素的敏感性。

2. 制剂类型和剂量

二甲双胍:每片 250 mg 或 500 mg,每日 2～3 次,进食时服用。

3. 适应症

(1)肥胖的 2 型糖尿病:双胍类是该型糖尿病的首选药物,一是该药可抑制食欲中枢,使食欲降低;二是抑制脂肪的生成,可使肥胖病人的血糖降低,而且有明显的减肥作用,减肥后明显增加胰岛素受体的敏感性,可使胰岛素发挥更大的作用。由于这些原因,对于肥胖的 2 型糖尿病更适合于应用双胍类药物。

(2)脆性糖尿病(不稳定性糖尿病):双胍类与胰岛素(特别是中效胰岛素)联合应用可稳定脆性糖尿病病人的血糖,以稳定病情,这时双胍类药物的主要作用是,一方面增加受体的敏感性,增加糖的无氧酵解,减少胰岛素的用量,从而减少低血糖的发作;另一方面该药延长碳水化合物在肠道的吸收而防止进食后高血糖,达到稳定血糖的目的。

(3)单独应用磺脲类药物不能达到满意效果时,可联合应用双胍类药物。

4. 禁忌症和副作用

1 型糖尿病不能单独使用;有糖尿病急性并发症的病人不宜使用;有明显肾功能损害和有缺氧疾患的病人,如心力衰竭、呼吸衰竭等不能使用;在感染和严重应激的情况下不宜应用;做各种造影(如冠脉造影)前后48小时应停用双胍类药。

　　双胍类最常见的副作用是胃肠道的副反应,包括腹胀、腹泻、恶心、呕吐等,但从小剂量开始逐渐增加剂量可以减轻或避免胃肠道的副反应。一般经过1~3周的时间,病人都能适应。偶有过敏者。

　　5.药物选择

　　由于苯乙双胍(降糖灵)容易引起乳酸酸中毒,所以,在许多国家已被淘汰。而二甲双胍副作用小而安全,很少引起乳酸酸中毒,所以被广泛应用。

　　市面上销售的二甲双胍有许多不同的商品名,如格华止、迪化唐锭、美迪康等,这些药物虽然商品名不同,但其化学成分相同,均为二甲双胍,所以,它们的作用相同。

三、α-糖苷酶抑制剂

　　(1)药理作用:人们摄入的能量,主要来自碳水化合物,最重要的碳水化合物是淀粉多糖(约占60%)和蔗糖(约占3%)。这些成分都需要水解成单糖才能吸收,淀粉经唾液和胰腺的淀粉酶水解成双糖、三糖和低聚糖(糊精),而后者的水解需两种酶,这两种酶在肠壁的绒毛上,其中之一便是α-糖苷酶,这些酶包括麦芽糖酶、葡萄糖酶、蔗糖酶、糊精酶,可以促进葡萄糖等的吸收。

　　从以上可以看出α-糖苷酶在肠内催化葡萄糖的吸收,抑制这些酶就可以延缓葡萄糖的吸收,防止餐后高血糖,并使全天的血糖保持平稳。

　　(2)适应症:这类药物可用于2型糖尿病的治疗,单独应用可降低餐后血糖,与其他口服降糖药联合应用可提高疗效;对于1型糖尿病或胰岛素治疗的2型糖尿病患者,加用这类药可改善血糖控制,减少胰岛素用量。

　　(3)常用的药物:有阿卡波糖(拜糖平,卡博平);伏格列波糖。

（4）禁忌症：18 岁以下的青少年；有明显消化及吸收功能障碍的慢性胃肠疾患，如溃疡、疝气、肠道狭窄等；孕妇和哺乳期的妇女；对该药过敏者。

（5）副作用：常见胃肠胀气、肠鸣、腹泻、腹痛。

（6）应用时要注意的问题：避免与制酸药、消胆胺、肠吸附剂和含消化酶的药剂合用，否则，会降低该药的作用。药物抗高血糖的作用，本身不引起低血糖，但如果和其他药物如胰岛素、磺脲类、双胍类等合用，可增加这些药引起低血糖的风险，所以，应作相应的减量。患者若发生低血糖又不易纠正时，应用葡萄糖比蔗糖更好。

四、噻唑烷二酮类

（1）作用机理：增强胰岛素在外周组织的敏感性，减轻胰岛素抵抗，所以，称为胰岛素增敏剂。

（2）适应症：主要用于 2 型糖尿病的治疗，尤其是有明显胰岛素抵抗存在的 2 型糖尿病患者，可单独或与其他类口服降糖药、胰岛素联合应用。

（3）禁忌症：不宜用于 1 型糖尿病、酮症酸中毒、严重或急性心衰及转氨酶大于正常上限2.5倍者。

（4）副作用：常见副作用有头晕、头痛、乏力、恶心、腹泻，少见的副作用有轻至中度贫血、水肿、体重增加和高胆固醇血症等。少数可发生肝损害，服药期间需检测肝功。

（5）常用药物：罗格列酮，吡格列酮。

五、非磺脲类胰岛素促分泌剂（格列奈类）

（1）作用机理：该类药物的作用机理与磺脲类药物相似，都是作用于胰岛 β 细胞膜上的受体，促进胰岛素的分泌，从而起到降血糖的作用。不同的是它们与受体结合的部位不同，格列奈类药物与受体是快结合、快解离，所以，该类药物主要用来控制餐后高血糖。

（2）适应症：以餐后高血糖为主的 2 型糖尿病，可以单用，也可以与其他药联合使用。

（3）禁忌症：不宜用于 1 型糖尿病、酮症酸中毒及严重的肝肾功能不全患者。

（4）常用药物：瑞格列奈，那格列奈。

六、肠促胰素类药物

肠促胰素是经食物刺激后由肠道细胞分泌入血，能够刺激胰岛素分泌的一类激素。人体中，胰升糖素样多肽 1（GLP－1）和葡萄糖依赖性胰岛素释放肽（GIP）发挥肠促胰素效应。

肠促胰素类降糖药由于其作用是呈葡萄糖依赖性的，即仅在血糖升高的时候，才指挥"生产工厂"生产胰岛素，因此，它对胰岛 β 细胞功能具有保护作用。大量研究表明，肠促胰素类药物不仅能促进胰岛 β 细胞分泌胰岛素，降低血糖，还能减少 β 细胞的凋亡；抑制 α 细胞分泌胰高血糖素；作用于大脑促进饱感，降低食欲，加快能量消耗，减少脂肪合成；作用于肝脏，由于胰高糖素水平下降，所以，减少了肝糖输出；作用于胃，延缓餐后胃排空、促进饱感、降低食欲等多重作用调节血糖。其促进饱食感、降低食欲以及延缓胃排空的作用同时也是减轻体重的基础。

当前基于肠促胰素作用机理的药物有两类，作用机制不完全相同：一类通过补充外源性胰升糖素样多肽 1（GLP－1）的类似物，来增强糖尿病患者的肠促胰素刺激 β－细胞分泌胰岛素的效应，因此，该类药物也被称为外源性肠促胰素。另一类称为二肽基肽酶－4（DPP－4）抑制剂，即通过抑制人体自身的胰升糖素样多肽 1（GLP－1）的降解，提高内源性肠促胰素的水平，从而延长其作用时间，达到降糖目的。DPP－4 抑制剂因其通过延长患者自身肠促胰素的作用时间，来提高患者的降糖机能，也被称为内源性肠促胰素，其副作用极小，且用药方便。

常用的肠促胰素类药物主要有两类，一类是胰升糖素样多肽 1（GLP－1）的类似物，主要有艾塞那肽（百泌达）、利拉鲁肽（诺和力），这种药物均是皮下注射剂。另一类是二肽基肽酶－4（DPP－4）抑制剂，目前已经上市的有西格列汀、维格列汀、沙格列汀、阿格列汀和利格列汀等。

七、其他降糖的新药

（1）2 型钠葡萄糖转运子（SGLT2）抑制剂：SGLT2 是一种低亲和力、高效能转运体，转运一次仅需钠和葡萄糖各 1 分子。SGLT2 分布于近曲肾小管，主管大量葡萄糖（约 90%）的重吸收。人体在正常情况下，每天经肾小球滤过的 160～180 g 葡萄糖，几乎全部在近曲肾小管依靠 SGLT2 和 SGLT1 共同作用而被重吸收。此过程主要依赖 SGLT2 将葡萄糖逆浓度转运至上皮细胞内，再通过上皮细胞基底膜上的葡萄糖转运体 2（GLUT2）顺浓度差进入血液循环，从而完成葡萄糖的重吸收过程。SGLT2 抑制剂能够抑制 20%～25% 的葡萄糖重吸收，使尿中葡萄糖排出增加，从而降低血糖。选择性 SGLT2 抑制剂，填补了时至今日还没有一种药物是通过控制能量摄入和能量消耗达到降低血糖目的的空白。

（2）胰淀素类似物：胰淀素，也称胰岛淀粉样多肽。在生理量葡萄糖等营养物质刺激下胰淀素和胰岛素同步从胰岛分泌囊泡中分泌，胰淀素可被胰岛素降解酶降解。但胰淀素的生理功能尚不完全清楚。生理状态下胰淀素参与体内代谢，与胰岛素拮抗来维持人体的正常功能，而人体内胰淀素分泌异常将导致代谢紊乱，出现胰岛素抵抗。与此同时，代谢的紊乱又进一步导致胰淀素的异常分泌。目前研究的胰淀素类似物有普兰林肽。

八、口服降糖药物的比较和选择

口服降糖药物种类很多，各种药物的作用和副作用、禁忌症不尽相同，所以，应根据自己的病情选择适当的药物，对病人可带来更有益的效果。

1.磺脲类与双胍类药物之间的选择

双胍类药物是通过抑制肝糖输出及糖的无氧酵解作用,发挥降糖作用,它没有促进 β 细胞分泌胰岛素的作用,也就是说它不增加胰岛素的水平。另外,它有抑制食欲中枢而降低食欲的作用,所以,肥胖病人及高胰岛素血症的病人,在没有禁忌症的情况下,首先应选择双胍类药物。对于糖尿病病人来说,一方面降低了食欲,进一步减轻了体重,增加受体的敏感性。另一方面,不会增加胰岛的负担,避免了更高胰岛素对身体产生的不利作用,一举两得。

双胍类药物只能降低血糖30%左右,所以,对血糖过高的病人,单独服用双胍类药物,显然很难达到血糖理想控制的目标,在这种情况下,可加用其他药物联合治疗,才能达到理想的控制目标。

消瘦且胰岛素水平较低的 2 型糖尿病病人,在饮食治疗无效时,可选择磺脲类药物,能促进 β 细胞分泌胰岛素,使血清胰岛素达到需要的水平,其用量从小剂量开始。在 1 型的病人用胰岛素治疗效果不佳时,也可适当加用磺脲类药物联合治疗,这时由于磺脲类药物增加了受体的敏感性,使胰岛素能更好地发挥作用。

2.磺脲类药物之间的选择

磺脲类药物包括格列苯脲(优降糖)、格列吡嗪(美吡达)、格列奇特(达美康)、格列美脲等,这些药物的共同特点是不仅有明显的降糖作用,而且在治疗糖尿病的同时,可减少和防止糖尿病并发症的发生,如格列奇特和格列吡嗪都有抗血小板聚集、增加纤维蛋白溶解的作用,能改善微循环,对预防和延缓糖尿病各种并发症有一定好处。达美康还有减轻血管对肾上腺素的过度收缩反应作用。而美吡达有降低胆固醇和甘油三酯水平,提高高密度脂蛋白成分的作用,使血内游离脂肪酸酮体生成减少,减轻酮血症和尿酮症。格列美脲有胰外作用,可减轻胰岛素抵抗。所以,需要根据病情进行适当的选择。

另外,由于格列苯脲(优降糖)容易引起低血糖,而低血糖又不易纠正。所以,一般对 60 岁以上的人,就不主张应用该药。

格列喹酮(糖适平)绝大部分不经过肾脏排泄,有肾脏合并症的可考虑选择糖适平,就不会有其他磺脲类药物的积蓄作用。所以,对于轻度糖尿病肾病,如需要应用口服降糖药,那么格列喹酮仍然是一个较好的选择。

第二节　糖尿病的胰岛素治疗

一、胰岛素的药理作用

前边我们已经讲过胰岛素的主要生理作用是促进葡萄糖通过细胞膜进入细胞内进行代谢。糖尿病病人由于胰岛素的相对和绝对缺乏,使葡萄糖通过细胞膜进入细胞中的能力下降,葡萄糖的代谢主要在细胞内进行,葡萄糖不能进入细胞就不能进行代谢,血糖就要升高,使糖尿病加重。

治疗糖尿病就是要补充一定量的胰岛素,以达到改善糖尿病的目的,也就是说,胰岛素的生理作用就是它的药理作用,只要我们补充胰岛素的剂量能模拟机体生理状态下的需要量,就可以全面改善糖尿病代谢紊乱。

胰岛素治疗糖尿病的原理如下:

(1)促使葡萄糖进入组织细胞:机体不同组织的细胞膜对葡萄糖的通透性不同。肝细胞膜允许葡萄糖自由透过;小肠黏膜上皮细胞、肾小管上皮细胞有葡萄糖载体,可主动吸收葡萄糖;肌肉和脂肪组织细胞则需要胰岛素的作用,促进葡萄糖进入细胞内。胰岛素能迅速提高葡萄糖进入肌肉、脂肪、肝等许多组织细胞的速率。

(2)促进糖原合成,抑制糖原分解:主要使糖原合成酶活性增强,糖原分解酶活性降低。

（3）糖异生减少：所谓糖异生就是非糖物质（如乳酸、甘油、某些氨基酸）在肝脏转化为糖的过程，是补充血糖的另一途径。

（4）促进葡萄糖氧化供能：胰岛素能激活肝脏葡萄糖激酶，使葡萄糖易转化为6－磷酸葡萄糖，由此才能进一步合成、分解或转化生成其他物质，以保证机体能量供给。

总之，胰岛素使血糖的来路减少、去路增加，从而降低血糖。

二、胰岛素的制剂类型

胰岛素的种类很多，按其作用的快慢和持续时间的不同，胰岛素可分为快速（短效）胰岛素、中效胰岛素和预混胰岛素三类；按胰岛素的来源可分为生物合成人胰岛素和胰岛素的类似物。见下表。

胰岛素的制剂类型

	作用时间	通用名	商品名
生物合成人胰岛素	短效胰岛素	普通胰岛素（或正规胰岛素、中性可溶性人胰岛素）	甘舒霖 R 诺和灵 R 优泌林 R
	中效胰岛素	中性鱼精蛋白锌胰岛素（或低精蛋白锌胰岛素、NPH）	甘舒霖 N 诺和灵 N 优泌林 N
	预混胰岛素 中效＋短效胰岛素	中性可溶性人胰岛素－精蛋白锌胰岛素	甘舒霖 30R 诺和灵 30R 诺和灵 50R 优泌林 70/30
胰岛素类似物	超短效胰岛素	门冬胰岛素 赖脯胰岛素	诺和锐 优泌乐
	类似物预混胰岛素	门冬胰岛素－精蛋白锌 赖脯胰岛素－精蛋白锌	诺和锐 30 优泌乐 25 优泌乐 50
	长效基础胰岛素	甘精胰岛素 地特胰岛素	来得时,长秀林 诺和平

三、胰岛素的适应症

（1）1 型糖尿病，需终生胰岛素替代治疗。

（2）2 型糖尿病，经饮食、运动及口服降糖药治疗效果不好的。

（3）糖尿病急性并发症：如酮症酸中毒、乳酸酸中毒等急性并发症时；或严重的糖尿病慢性并发症，如糖尿病肾病、糖尿病视网膜病变。

（4）应激情况：如手术、外伤、妊娠、分娩等。

（5）糖尿病患者合并急性心梗或急性脑血管病时，以及糖尿病患者出现严重肝肾功能不全时均需要应用胰岛素治疗。

（6）2 型糖尿病较重的，身体状况较瘦、较差的。

四、胰岛素的使用原则

（1）对于无急性代谢紊乱和急性合并症的 1 型糖尿病病人和适应于胰岛素治疗的 2 型糖尿病病人，应在一般治疗和饮食治疗的基础上应用胰岛素。用普通胰岛素（速效胰岛素），每餐前半小时皮下注射，剂量应根据血糖水平来定。在未用过胰岛素的病人，若血糖不太高，可从小量开始逐渐加至合适的剂量。

（2）持续皮下胰岛素输注（胰岛素泵）：模拟胰岛素持续基础分泌和进食时脉冲式释放。主要用于 1 型糖尿病。

（3）伴急性合并症时（如酮症酸中毒）应用速效胰岛素，静脉点滴。在急性应激、代谢紊乱加重时，用胰岛素可防止和纠正代谢紊乱，维持水、电解质及酸碱平衡。

五、胰岛素的剂量调节

剂量必须个体化调节。根据病情轻重及活动情况，参照血糖、尿糖，具体确定每个人的剂量，从小剂量开始，逐渐增加剂量，使尿糖维持在 ± ～ ＋ 状态，血糖正常或接近正常。

六、胰岛素的副作用及其处理

（1）低血糖：胰岛素最常见的副作用是低血糖，多发生在注射后没有及时进食，或者在胰岛素作用最强的时候。临床表现：开始多有心慌、出汗、头晕、头痛、手抖、烦躁，患者有饥饿感。此时，有些患者有发生过的经验，知道发生了低血糖反应，食用糖水和进食少量食品即会好转。若不及时进食，症状就可以进一步加重而出现注意力不集中、语言增多、颠三倒四、答非所问，有时甚至可出现乱喊乱闹。多次发生以后，可以出现精神迟滞，严重的昏迷不醒，不及时抢救就可能发生意外。这些明显的症状发生以后，患者大多数对低血糖反应会有所认识，再次发作开始，就知道食用糖水或进食。但有些患者低血糖发作的症状不明显，甚至只有轻度头晕、头闷，四肢轻度无力，不想活动等。这种情况往往不易引起注意，因此要特别小心，及时与医生联系，在发作时血糖下降可以确诊，以便及时发现，及时处理。

处理方法：低血糖发生后，最好是用普通的白糖或红糖 25 克左右，加温开水喝下，几分钟就有好转，也可吃点饼干、馒头等。若发生昏迷时，可用 50% 葡萄糖 40～100 ml 静脉推注，病人很快转醒后可进食淀粉类食物，防止再度发生。

（2）过敏反应：注射胰岛素在少数病人可引起过敏反应，表现为局部有刺痛、周围红晕、硬块，全身反应有荨麻疹、紫癜，严重时亦可有过敏性休克，遇到此情况需找专科医师处理。

（3）胰岛素抗药性：有的病人注射大量的胰岛素，胰岛素也不能降低患者的血糖，所谓大量是在没有酮症酸中毒的情况下，每日注射胰岛素在 200 单位以上，这叫做胰岛素的抗药性，遇到这种情况时一般的处理方法是换一种制剂，如猪的胰岛素换成牛的胰岛素使用，或换成人胰岛素。也可以用少量激素（糖尿病一般情况下是禁用的）。

（4）皮下脂肪萎缩：经常在一个部位注射胰岛素容易引起局部脂肪萎缩。表现为局部组织凹陷，皮肤变薄，在注射时经常更换部位可避免此类现象发生。

七、胰岛素注射时的注意事项

糖尿病是终身性疾病,胰岛素治疗是一项长期的治疗,甚至一天要多次注射,所以,患者一定要自己学会并掌握胰岛素注射的方法,熟练注射技巧。

1.胰岛素注射前的准备

(1)准备所需器具与物品:胰岛素制剂,70%酒精,消毒药棉,胰岛素注射器。胰岛素注射器种类很多,如1ml玻璃注射器,1ml一次性塑料注射器。

(2)检查胰岛素制剂:是否在有效期内,是否密封无损。短效胰岛素外观澄清,若浑浊则不可使用,而中长效胰岛素则浑浊为正常。使用中长效胰岛素时应将胰岛素混匀,可放在双手间缓缓搓动,切忌上下剧烈摇动。

(3)胰岛素注射部位的选择(如下图):

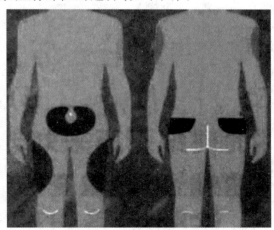

胰岛素注射的部位

①注射部位的选择不仅关系到药物的吸收与并发症的发生,而且可以减轻痛苦,有利于长期接受治疗。

②人体皮下注射的最佳部位:上臂前外侧、下肢骨前外侧、臀部外

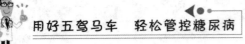

上 1/4 区(即肌肉注射部位)、腹部(脐周围与腰周围部位),以腹部吸收最快。

③如注射后立即进行运动,应避免在上下肢注射,以免过快吸收引起低血糖。

④注射部位的交替:把每个注射部位划分为面积 2 cm×2 cm 的小方块,每次注射选一个小方块,两次注射点应间隔 2 cm,如此左右交替注射,一定要避免在同一个小方块内连续注射。

(4)抽吸胰岛素的方法:洗净双手后用酒精消毒胶盖,取消毒后注射器,抽适量空气,将针栓推至所欲取的胰岛素刻度,先将胰岛素瓶口朝上,把注射器刺入瓶口,推入空气,然后再倒置胰岛素瓶口朝下,轻轻拉出针栓至所需胰岛素剂量的准确刻度。如混合两种胰岛素时,一定先抽短效,后抽中、长效,否则短效中混有中、长效胰岛素则会外观浑浊,药效不佳。注射器从胰岛素瓶中取出,如内含气泡,则应将针头朝上,轻弹针筒,使空气泡升到针筒颈部,然后轻推针栓使其排出。

2.注射胰岛素的方法(如下图)

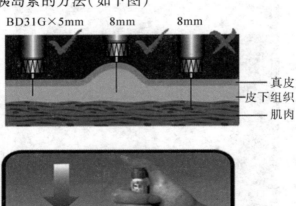

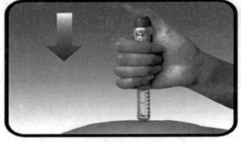

胰岛素的注射方法

选好注射部位,用70%酒精(不必用碘酒)从注射中心向周围消毒,待其自然干燥。右手持注射器,呈持笔状,左手可轻轻捏起或用拇指与食指将皮肤绷紧,注射针尖呈 45°~75°角,刺入皮下。用右手拇指轻推针栓,使胰岛素缓慢注入皮下,一般约 3~5 秒钟完成,而后迅速拔出针头,可用干棉球擦拭注射部位,切勿用力挤压与揉搓。

3. 使用胰岛素时须注意哪些事项?

不同种类的胰岛素各有其特点,但在使用胰岛素时仍有以下事项须注意。

(1)只有正规胰岛素(短效胰岛素)可以静脉注射或在溶液中静脉滴注,其余各类胰岛素仅能从皮下或肌肉注射,不能静注或静滴。

(2)正规胰岛素(短效胰岛素)近年已制成中性,pH 为 7.2~7.4,可与任何其他胰岛素混合使用,以便调整其作用时间,灵活使用。

(3)胰岛素制剂于高温环境下易于分解失效,故须保存在 10℃以下冷藏器内。

(4)近年生产的高纯度胰岛素,其反应较少,作用较强,使用时剂量宜稍减。另外,高纯度胰岛素制剂中不含胰岛素原、胰升糖素、胰多肽、舒血管肠肽及生长抑素等激素及其他蛋白质,故使注射处皮下脂肪萎缩、胰岛素注射后皮肤过敏反应及胰岛素抵抗性的发生机会明显减少。

(5)鱼精蛋白锌胰岛素中往往含有较多鱼精蛋白,应与正规胰岛素混合后使其成为长效,故抽取时必须先吸正规胰岛素,后吸鱼精蛋白锌胰岛素。

八、胰岛素的保存

胰岛素制剂属于生物制剂,所以,要有适当的保存方法才能使其效价不降低。什么是胰岛素的效价呢? 胰岛素制剂需用生物检测法测定其效价,凡是与标准胰岛素制品相比较,其降糖效力不如标准胰岛素制品的就称为效价降低。要保持胰岛素效价不降低,保存非常重要,妥善保存的关键是温度,其次是时间。只要保存条件好,过期不久的还可以使用,只不过效价可能降低,用量稍大些而已。胰岛素保存温度不能太高,也不能太低,温度太高使胰岛素破坏,温度过低可使胰岛素变性,都会使其失去作用。未开封的胰岛素应放在冰箱冷藏室里,各类胰岛素一般在 2～8℃ 的条件下可以保存 2 年。已开启的胰岛素,可在室温(25℃)、阴凉的条件下保存 28 天,也可在 2～8℃ 的温度条件下保存,注射前 30 分钟将胰岛素从冰箱中取出,以避免注射时不舒服的感觉。装有胰岛素笔芯的胰岛素注射笔,注射后不宜储存到冰箱中,可在室温、阴凉、避光条件下保存 28 天。

九、常见的胰岛素注射装置

自从胰岛素诞生以来,胰岛素注射装置就不断在更新换代,从最开始的注射器,后来又出现了胰岛素笔,直到现在的胰岛素泵,可以说胰岛素泵的出现将胰岛素的有效利用率大大提升。胰岛素注射装置各有不同优势:

1. 注射器:经济

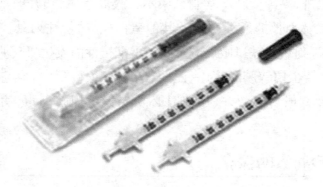

普通胰岛素注射器

胰岛素注射器有两种,一种为 1 毫升容量的普通注射器,这种注射器上标注的刻度标志为"ml"(毫升),病人要根据所用的胰岛素注射液含量进行单位换算;另一种注射器是专用的胰岛素注射针管,直接标有胰岛素注射单位。这两种注射器的优点都是比较经济。

2.胰岛素注射笔:不疼

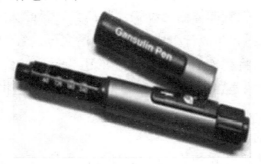

胰岛素注射笔

胰岛素注射笔是将胰岛素和注射装置合二为一。胰岛素储存在笔芯中,胰岛素用完后更换笔芯,笔身是一个可调节剂量的注射仪器,专门设计的一次性针头超细、超短,因此注射时引起的疼痛感非常轻微。患者使用时只需把剂量按钮调节到所需要的剂量单位,然后把针头刺入皮下组织,一按剂量按钮,即可完成注射。胰岛素笔的优点:①方便,免去繁琐的抽取胰岛素过程,携带方便;②注射过程更加简单、隐蔽;③为视力不佳甚至失明的病友带来方便;④剂量更精确,最小输注量1单位;⑤基本无痛。胰岛素笔的缺点是需用专门的胰岛素笔芯,价格比瓶装贵。

3.胰岛素泵:精准

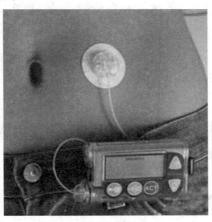

胰岛素泵

胰岛素泵是一个体积较小、携带方便的胰岛素注射装置。通过一条与人体相连的软管向体内持续输注胰岛素,俗称"人工胰腺"。胰岛素泵由泵、储液器和输液管组成。储液器最多可以容纳3毫升的胰岛素,装入泵中后,将相连的输液管前端的引导针用注针器刺入患者皮下(常规为腹壁),再由电池驱动胰岛素泵的螺旋马达将胰岛素输注到体内。

胰岛素泵的优点:

①与一日多次注射相比,能更好地控制血糖,低血糖发生率少。

②生活自由度大。

③胰岛素输注精度能达到0.05单位,尤其适用于对小剂量胰岛素敏感的儿童及瘦型成年糖尿病患者。

④操作方便,在任何时间、任何场所,只需按几下按钮,胰岛素就自动地输入体内。

⑤只需每4~7天更换一次输注管路,对皮肤损伤小。

胰岛素泵适合以下人群:

①1型糖尿病人,尤其是那些病情"难以控制""易变""脆性"的患者。

②糖尿病酮症酸中毒、高渗性综合征急症纠正后患者。

③伴有并发症而多次注射胰岛素效果欠佳者。

④需要快速缓解严重高血糖。

⑤有应急状态,包括妊娠、严重感染、外科手术前后等。

⑥生活不规律,且胰岛素注射治疗控制血糖十分困难者。

每一种胰岛素注射装置的优点都了解了吧,患者可根据自己的病情,结合不同输注方式的特点,选择最合适的注射装置,以便更好地控制血糖,提高生活质量。

4.胰岛素无针注射器

(1)胰岛素无针注射器的原理:胰岛素无针注射器(亦称胰岛素无针注射系统)是一种通过压力注射的设备。无针注射技术在欧美国家百年前就已诞生,国内自主研发的胰岛素无针注射器也已上市销售。国内无针注射技术向着体积小、注射效果好的方面发展。无针注射器按动力装置划分,有弹簧机械动力、CO_2 气体动力和电动力;按安瓿容量划分,有 0.3 ml、0.5 ml 和 1.0 ml 三种规格。无针注射器大量应用于胰岛素、干扰素、疫苗等小量液体药品的注射,也适合个人家庭使用。

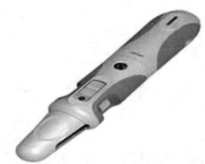

无针胰岛素注射器

胰岛素无针注射系统的出现是注射系统领域一次划时代的革命,取代传统有针注射器。它的原理是通过注射器内的弹簧释放产生强大的动力,快速推动注射器前端安瓿内的药液,药液通过安瓿前端直径为 0.17mm 的微孔,以"液体针"的形式瞬间穿过表皮细胞,渗透入皮下组织,完成注射。它的优点是消除了被注射者对针头的恐惧,消除了疼痛。

(2)胰岛素无针注射器的使用方法

①注射器的准备

a. 将注射器放入复位器中,确定安全锁处于"LOCK"位置。

b. 关上复位器,给注射器加压。

c. 打开复位器,取出加压后的注射器。

②安瓿取药

a. 从无菌包装中取出适配器。

b. 将适配器的针头刺穿药瓶的橡胶密封垫,确保适配器固定在该

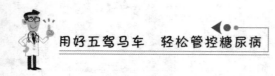

位置。

c. 从无菌包装中取出安瓿,然后将安瓿活塞拉出一半。

d. 打开抽药针,旋转安瓿直至它进入抽药针开口的顶端。

e. 将药瓶和安瓿倒过来,并将活塞全部推回到安瓿中。

f. 缓慢拉动活塞,直至安瓿中有足够的药量,且没有气泡。

③准备注射

a. 将安瓿从抽药针上旋下。

b. 将安瓿旋转入注射器的开口端。注意:当安瓿拧紧后,第一道安全机制将失效。

c. 打开安全开关,则第二道安全机制将失效。注射器准备完毕,处于待用状态。

④注射

a. 将注射器垂直置于注射部位呈 90°角,紧压皮肤,以安瓿顶端完全陷入皮肤为准。

b. 扳动扳机,注射完成后,将注射器稳定地保持于注射位置 2 秒后取下。

c. 旋下安瓿,使用后的安瓿可以当做日常垃圾处理。将绿色的安全环推回至"safe"位置。

第六章

糖尿病的其他治疗方法

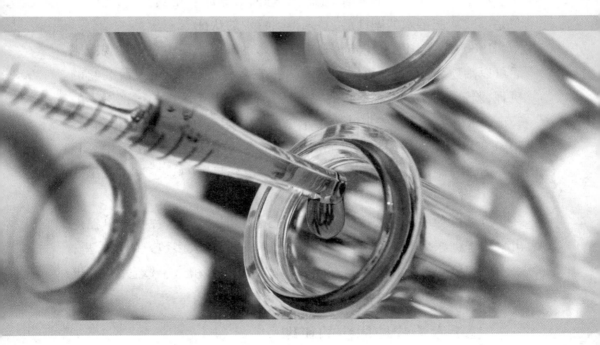

第一节 糖尿病的手术治疗

一、糖尿病手术的历史

这种手术在美国做了几十年,在20世纪60年代就开始了,80年代就成规模了。但基于认识的原因,这种手术只被人们当作是减肥手术。后来发现在减肥的同时,血糖迅速好转,糖尿病得到控制,当时也只是当成减肥手术的副产品,并未得到特别的认证。

1980年,美国医生Pories在减肥手术的临床观察中意外发现减肥后可以治愈糖尿病,其后多年才有人把它单独提出来研究,研究它的机理,验证它的效果,观察它的安全性,经过几十年慎重的循证医学的验证,2009年美国首先把这个手术方法写进了糖尿病的治疗指南中。2010年世界各国纷纷接受并将其列入各自的糖尿病治疗指南中。我们知道,医疗技术的指南是医疗行为的指导性文件,是具有法律效应的。

虽然这种手术方法历史不短,但是最近几年才把这种手术单独提出来用于糖尿病的治疗,过去不懂得这个机理,在大多数人的观念里,手术治疗糖尿病还只是停留在胰腺移植或胰岛移植这个概念上,这包括大部分的医生。

二、手术治疗糖尿病的机理

我们知道2型糖尿病主要是由胰岛素抵抗为主伴胰岛素相对分泌不足或胰岛素分泌不足为主伴胰岛素抵抗。也就是说2型糖尿病病人大多数都有肥胖、胰岛素抵抗。文献报道,消化道转流手术对2

型糖尿病的治疗机理多从神经内分泌的角度分析。胃转流手术前,糖尿病易感者的上消化道经食物刺激产生"胰岛素拮抗因子",使人体发生胰岛素抵抗现象,被认为是 2 型糖尿病的主要病因。经胃转流后,食物对上消化道的刺激消失或减轻,这些因子不再产生或较少产生,导致 2 型糖尿病的胰岛素抵抗减轻或消失。同时胃转流术后,胃体积缩小,进食减少,体重就会减轻,从而使肥胖和胰岛素抵抗得到改善。转流手术使未消化或未完全消化的食物提前进入回肠,刺激肠道的 L 细胞分泌胰高糖素样多肽 – 1(GLP – 1),GLP – 1 可通过抑制食欲,延缓胃的排空,抑制肝糖输出,促进胰岛素的分泌等机制使血糖下降。另外,胃转流术后还可能通过改变胃肠道的菌群来影响糖的代谢。

三、手术治疗糖尿病的适应症

(1)BMI≥35 kg/m^2 的有或无合并症的 2 型糖尿病(T2DM)亚裔人群中,可考虑行减重/胃肠代谢手术。

(2)BMI 在 30～35 kg/m^2 且有 T2DM 的亚裔人群中,生活方式和药物治疗难以控制血糖或合并症时,尤其是具有心血管风险因素时,减重/胃肠代谢手术应是治疗选择之一。

(3)BMI 在 28.0～29.9 kg/m^2 的亚裔人群中,如果其合并 T2DM,并有向心性肥胖(女性腰围 >85 cm,男性 >90 cm),且至少额外符合两条代谢综合征标准:高甘油三酯、高密度脂蛋白胆固醇水平低、高血压。对上述患者减重/胃肠代谢手术也可考虑为治疗选择之一。

(4)对于 BMI≥40 kg/m^2 或≥35 kg/m^2,伴有严重合并症,且年龄≥15 岁,骨骼发育成熟,按 Tanner 发育分级处于 4 或 5 级的青少年,在患者知情同意的情况下,腹腔镜可调节胃束带术(LAGB)或胃肠转流术(RYGB)也可考虑为治疗选择之一。

(5)对于 BMI 在 25.0～27.9 kg/m^2 的 T2DM 患者,应在患者知情同意的情况下进行手术,严格按研究方案进行。但是,这些手术的性质应该被视为纯粹只作为伦理委员会事先批准的试验研究的一部分,

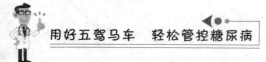

而不应广泛推广。

（6）年龄＜60 岁或身体一般状况较好，手术风险较低的 T2DM 患者。

第二节　糖尿病的中医中药治疗

一、祖国传统医学对糖尿病的认识

祖国医学对糖尿病认识很早，居世界前列。祖国医学把糖尿病称为"消渴病"。

本病的发生主要由于肺胃郁热、化燥劫津、中气亏损、肾气不足所引起。多与情感、纵欲、嗜酒、过食肥甘厚味有关。热伤肺阴，则津液干枯，故多饮而烦渴不止；热伤胃阴，则胃火独盛，故多食而肌肉消瘦；热伤肾阴，则精气不藏，故尿频量多，尿如脂膏，进而阴损及阳、肾气不固，则食一尿二，尿如涌泉。

消渴病分为：

1. 上消（肺消）

通常以多饮症状为突出表现，烦渴多饮，口干舌燥，随饮随渴（胃热、心火灼肺、肺燥津液，不能分布），食欲一般，小便较多（肺失治节），水液不能化津，直趋小便排泄，舌红少津，苔黄面燥，脉数（热或突症）。

2. 中消（胃消）

通常以多食症状为突出表现，多食易饥形成体形消瘦，口渴多饮（胃火炽盛，耗伤津血，肌肉无以充养），大便秘结（大肠失于滑润），舌苔黄燥，脉滑数有力（燥热里实）。

3. 下消（肾消）

通常以多尿症状为突出表现。小便频数，色泽如脂膏，有甜味（肾阴虚耗,肾气不固,摄约无力),口渴,心烦,手足心热(阴虚生内热),舌绛无苔,脉细数,属肾阴虚。如见饮一溲上,四肢不温,脉细无力,属阴阳两虚。

上消为轻,中消次之,下消较重。治疗以养阴为主,佐以清热,所谓"治上消者,宜润其肺,兼治其胃;治中消者,宜清胃,滋肾。治下消者,宜滋其肾,兼补其肺"。后期阴损及阳,阴阳两虚,治宜阴阳双补。

二、降糖的中草药

有降糖作用的草药有:山药、何首乌、白芍、白芷、五味子、柴胡、芽根、半夏、黄芪、木瓜、黄连、地骨皮、宁夏枸杞、知母、地黄、玄参、人参、白术、苍术、茯苓、黄精、刺五加、麦芽、党参、川牛膝、虎杖、玉竹、葛根、桑葚、天冬、桔梗、淫羊藿、泽膝、仙鹤草、大蒜、玉米须、苍耳子、荔枝核、牛蒡子、薏米、番石榴叶、栝楼。

三、降糖的成方和验方

1. 消渴丸

北芪、生地、花粉、格列苯脲,每日 2～3 次,每次 5～10 丸。

2. 玉泉丸加减

生地 120 g、天冬 60 g、红人参 60 g、何首乌 60 g、胎盘粉 60 g,碾为细末,炼蜜为丸,每丸重 10 g,早晚各服一丸。

3. 玉壶丸

栝楼根、人参等碾为细末,炼蜜为丸,梧桐子大,每服 30 丸,麦门冬煎汤送下。

4. 苦瓜

苦瓜干研粉,压成 0.5 g 片剂,每次服 15～20 片,每日 3 次,餐前 1 小时服用。

四、几种常见的中成药

参芪降糖胶囊、津力达颗粒、降糖舒等,均系中药制剂,其具体成分及剂量没有公布的资料,我们观察的病人,疗效也不相同,有的病人反应好,有的病人疗效不肯定。因为糖尿病的复杂性,患者可根据自己的具体情况试用。

第三节　胰岛细胞及胰腺移植治疗

一、胰岛细胞移植

胰岛细胞移植是用来治疗1型糖尿病的一种方法。1型糖尿病是由于胰岛素分泌绝对不足所致,将足够量有功能的胰岛细胞移植在病人身上,在患者体内成活后,就会分泌足够量的胰岛素,有可能按正常生理状态调节糖代谢,从而治疗糖尿病及各种并发症的发生。据美国报道,用尸体胰岛细胞,经门静脉移植至肝脏,病人胰岛素用量可以减少。近年来我国进行了胎儿胰岛细胞移植的研究。移植的部位,最初在皮下和肌肉,以后改为血管丰富的部位,如肝、门静脉等处。并有成功的移植在能够较少发生排斥反应的脑腔的报道。大部分患者移植后,近期内可减少胰岛素用量,这给1型糖尿病的根治带来了希望。目前仍在积极研究,改善胰岛细胞分离和纯化技术,以取得足够的、有活性的胰岛细胞,解决排斥反应,使该疗法能大规模地应用于临床。

二、胰腺移植

胰腺移植也是1型糖尿病根治的理想方法。其方法是将供体(死体或胎儿)的胰腺移植给1型糖尿病患者。移植的胰腺成活,能合成分泌胰岛素,从而调节糖代谢紊乱,防治糖尿病及其并发症。胰腺移植的主要难题是胰腺导管外分泌功能的处理和排斥反应。近年来由于手术方法的改进及免疫抑制剂环胞霉素的应用,使胰腺移植的成功率提高。以肾和胰腺同时移植疗效较好,术后 1 年内 75% 移植胰腺仍有功能,可望在 4 年内仍有 20% ~40% 有效。

三、人工胰岛

正常人进食后血糖即升高,升高的血糖刺激胰岛 β 细胞分泌胰岛素。胰岛素能使血液中的葡萄糖进入到各种细胞中去,燃烧产生热量,同时把剩余的葡萄糖在肝脏中加工,生成肝糖原,在肌肉中加工生成肌糖原。此外,胰岛素还可以抑制蛋白质和脂肪转化成葡萄糖。这种血糖和胰岛素之间的生理平衡,使正常人的血糖保持在相对稳定的状态,而人工胰岛就是模拟这一生理过程的一种装置。其结构由血糖感受器将体内血糖含量的变化传递到电子计算机内,然后经过电子计算机处理需要的胰岛素的量,并发出信号,激活胰岛素储存器,释放精确数量的胰岛素,治疗 1 型糖尿病,使血糖维持在正常水平。人工胰岛有开环式及闭环式两种装置。

1. 闭环式人工胰岛

闭环式人工胰岛由血糖感受器、电子计算机及注射泵三部分组成。血糖感受器是血糖的监测系统,它可以连续不断地测定血糖的水平,并将血糖信号转变成电脉冲,输入电子计算机,电子计算机将这些血糖数据按照已制定的程序,转化为应向体内输注胰岛素的剂量。胰岛素泵根据这一剂量,自动向体内注射。闭环式人工胰岛,胰岛素的注射量是受连续不断的血糖的反馈调节,符合生理要求。但该装置体积太大,不适于体内种植或随身携带,价格昂贵,只能在医院内使用,限制了其广泛的临床应用。

2. 开环式人工胰岛

这是一种较简便的人工胰岛装置,没有血糖感受器,只有微型计算机和胰岛素注射泵两部分组成。根据病人的血糖浓度计算并确定输注胰岛素的数量和速度。电子计算机内装有适应各种不同情况的注射程序,将血糖浓度输入计算机,调节电控系统,根据程序,控制胰岛素的剂量和速度,胰岛素注射泵自动向体内注射一定量的胰岛素。开环式胰岛素泵在国外有很多品种,有连续静脉注射式、连续皮下注射式和连续腹腔注射式的,有携带式的,还有埋藏式的,这种胰岛素泵结构简单,体积较小,携带方便,价格便宜,适于临床广泛应用。

　　使用胰岛素泵能迅速控制高血糖,使血糖恢复到正常水平。能维持血糖和胰岛素之间的平衡,使血糖维持在相对稳定的正常状态,使糖尿病达到很好的控制状态,从而防治高血糖所致的糖尿病慢性病变。美国用连续皮下注射法强化治疗 1 型糖尿病,并开展了逆转糖尿病微血管并发症的临床研究。

第七章

糖尿病的几个特殊问题

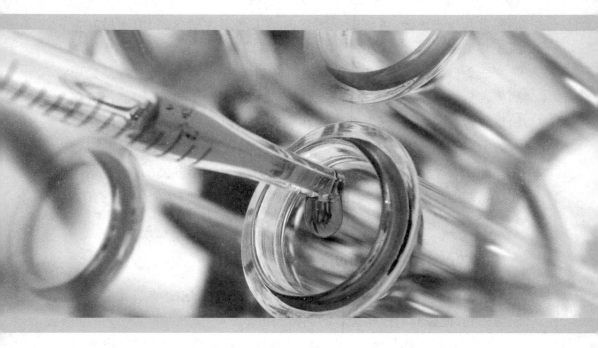

第一节 糖尿病合并妊娠及妊娠期糖尿病

一、妊娠期糖尿病

妊娠期糖尿病系指妊娠前无糖尿病及糖耐量降低的历史,妊娠以后发现血糖增高并符合糖尿病。原有糖尿病,而后发生妊娠的叫糖尿病合并妊娠。妊娠期糖尿病病人分娩以后,转归不完全相同,分娩后6周需重新检查确定,可根据糖耐量的结果确定为糖尿病、糖耐量异常或正常糖耐量。大约30%~40%的妊娠期糖尿病患者在5~10年后转变成2型糖尿病,最终发病率达到60%。60%~70%的妊娠期糖尿病患者分娩后糖耐量常常可以恢复正常,这部分人群可列入"曾有糖耐量异常"类型。妊娠期糖尿病在临床上有以下特点:①多发生在妊娠的中期和后期;②一般都有糖尿病家族史;③曾分娩过体重超过4 kg的胎儿。妊娠期糖尿病的患病率近几年有逐年升高的趋势,据统计妊娠期糖尿病的发病率上升至10%以上,大约每10个孕妇就有一个"糖妈妈"。

二、妊娠对糖尿病的影响

(1)妊娠可使隐性糖尿病显性化,使既往无糖尿病孕妇发生妊娠期糖尿病,使原有糖尿病患者的病情加重。

(2)血糖:妊娠期间,胎儿不断从母体摄取葡萄糖(可以自由弥散进入胎盘)。母体中的葡萄糖持续被消耗,胰岛素在碳水化合物代谢率增高的情况下,相应地代偿性分泌增加,对胰岛素储备功能不足的妇女,就可能出现糖尿病,或使原有的糖尿病加重。另外,妊娠期间胎盘所产生的胎盘生乳素、雌激素、孕酮等,随着妊娠的时间而递增,这类激素对胰岛素有对抗作用,使胰岛素作用减弱,使血糖增加。妊娠期间,母体的胰岛素需要量较非妊娠期间增加一倍左右。

(3)尿糖:妊娠时肾血流量增加,肾小球滤过率增加50%,糖的滤出也增加而超过肾小管对葡萄糖的吸收能力,葡萄糖从尿中排出,而出现尿糖。正常妊娠妇女1/4的人可出现尿糖,但不一定都是糖尿病。

(4)低血糖:妊娠的早期,部分病人发生恶心、呕吐,进食较少,食物的进入和吸收受到影响,所以,孕早期容易出现空腹血糖较低。应用胰岛素治疗的患者,当胎盘娩出后,拮抗胰岛素的激素锐减,而胰岛素作用增强,又容易发生低血糖,甚至低血糖昏迷。

三、糖尿病对妊娠的影响

妊娠合并糖尿病对母儿的影响及影响程度取决于糖尿病的病情及血糖控制水平。病情较重或血糖控制不良者,对母体和胎儿均影响极大,母体和胎儿近期和远期并发症较高。有糖尿病的妇女,其受孕率稍低,流产率增高,妊娠高血压综合征发病率高,容易发生羊水过多、酮症酸中毒、产后出血、产道损伤等,也容易产生呼吸道、泌尿道的感染。这些情况在临床上有时危害性很大,甚至威胁妊娠妇女的生命,因此要特别注意。

四、糖尿病对胎儿的影响

(1)先天性畸形:糖尿病孕妇胎儿畸形率高于非糖尿病孕妇,严重畸形发生率为正常妊娠的7～10倍,畸形的发生与受孕后最初数周高血糖水平密切相关,大多数先天性畸形发生在妊娠前7周,因为在这段时间内,胎儿的器官已逐渐形成,畸形的范围亦相当广泛。可以是消化、心脏、神经、骨骼等各系统。致死的先天性畸形,占胎儿死亡的50%左右。

(2)巨大胎儿:糖尿病患者妊娠后,由于葡萄糖和氨基酸能穿过胎盘,而胰岛素则不能通过胎盘,母亲高血糖可使胎儿成熟的 β 细胞增生,可致胎儿的高胰岛素血症(大约 28 周后),而胰岛素对胎儿有与生长素相似的作用,促使发生巨大胎儿。

(3)新生儿低血糖症:刚生下的婴儿,由于高胰岛素血症,可使新生儿发生低血糖。大概发生在产后 2 小时,可以持续 48～96 小时。

除此以外,有的影响婴儿的智力和呼吸功能等。

五、妊娠糖尿病的治疗

妊娠期糖尿病治疗的目的是维持母体正常葡萄糖水平,减少和减轻妊娠期间糖尿病对母体和胎儿的影响,减少两者的并发症。

较为理想的目标是,每日平均血糖在 90 mg/dL,糖化血红蛋白(HbA1c)在 7% 以下。

饮食控制:妊娠妇女除自身营养需要外,还要供给胎儿对营养的需要,所以,不能过度限制热量,特别是蛋白质,一般情况下,每日所需要的热量为:30～40 kcal(kg·d)。其中 50% 为碳水化合物,20%～25% 为蛋白质,25%～30% 为脂肪。

药物治疗:若饮食控制血糖不能达到理想标准时,必须用药物治疗,而口服降糖药,不管妊娠前是否用过,在妊娠期间都不能应用,只能用胰岛素,因为前者有可能对胎儿产生不利的影响,另外也难以控制血糖在正常水平。胰岛素的用量根据血糖情况来调节,一般情况下,胰岛素量需增加剂量,分娩以后要立即减少。

第二节 儿童糖尿病

一、儿童糖尿病的临床特点

(1)儿童糖尿病发病急,病情重。经常在短期内出现极度烦渴、多尿和体重明显减轻,而且发病后容易发生酮症酸中毒。

（2）血糖水平高,很少低于 11.1～14.8 mmol/L（200～250 mg/dL）,就医时尿糖、血糖就已经很高。

（3）病程短而预后差:儿童有糖尿病,若 2～3 月不治疗,不可避免地死于昏迷。即使控制得很好也容易发生发育缓慢、智力下降等。

（4）合并症发生得早:大约 60% 的儿童糖尿病到了中年期就有较重到了合并症,如糖尿病肾病、糖尿病视网膜病、糖尿病神经病等,而且和血糖控制的水平有关。

二、儿童糖尿病的饮食治疗特点

（1）儿童糖尿病饮食治疗上与成人略有不同,不应过度限制饮食。因为儿童在生长发育过程中,消耗的热量较多,所以,要补充够热量,以满足儿童生长发育和维持正常生活的需要。每天的热量随年龄不同而异。

（2）饮食成分与成人亦略有差别:儿童糖尿病,特别是年龄小于 3岁的,应该增加蛋白饮食,一般按碳水化合物 50%,蛋白 30%,脂肪 20% 来分配。

（3）在每日 3 餐中,增加 2～3 次点心,以避免血糖过度波动,点心热量应算在总热量内,定时定量,不能完全放任不管。这样,既能有效地做好饮食控制,又能满足儿童多餐的习惯。

三、儿童糖尿病的胰岛素治疗特点

（1）儿童糖尿病患者绝大多数是 1 型糖尿病,需要终生用胰岛素补充治疗。

（2）儿童糖尿病经常有蜜月期或称缓解期。这类病人多见于肥胖的少年女孩,也可能所有需要胰岛素治疗的病人都有此过程,在此期间,血糖正常或稍高,对多数病人主张停用胰岛素。

（3）少年期需要胰岛素量增加,这是由于生长发育的需要,可于

10 岁左右开始到 18 岁左右,胰岛素需增加 50% ~ 100%。

儿童活动没有一定的规律,用胰岛素治疗的患儿,必要时加餐以防止低血糖。

第三节 老年糖尿病

一、老年糖尿病的特点

所谓老年糖尿病,包括 60 岁以前就有糖尿病而延续到 60 岁以后的患者和 60 岁以后才患糖尿病的患者,多为 2 型糖尿病。其特点是:

(1)发病慢、病情轻:老年糖尿病发病缓慢,甚至患糖尿病数月至数年,尚不知自己有糖尿病。患病以后症状轻,三多一少在开始时都不明显,有的只是在健康查体时才发现。

(2)血糖水平轻度升高:有的患者开始发病后,空腹血糖很少超过 11.1 mmol/L(200 mg/dL),有的保持正常范围,需做葡萄糖耐量试验才能确诊。

(3)尿糖检查不敏感:由于老年人的肾糖阈增加,即使血糖升高,有时也不会出现尿糖。因此,尿糖不作为病情控制好坏的指标。

(4)老年糖尿病(轻型)只要饮食控制治疗就能达到满意的效果,一般不必要用药物治疗。

(5)老年人容易发生高血糖高渗性状态,要特别提高警惕。

二、老年糖尿病对身体的危害

老年人患糖尿病后,若不及时治疗,就容易产生各种急慢性并发症。

(1)老年人体质弱,抵抗力差,容易产生各种感染,如牙周炎、肺炎、肠炎和泌尿系感染等急性感染。

（2）在某些药物或急性感染情况下，血糖突然升高而使体液渗透压增高，而老年人的脑部退行性变，渴感中枢不敏感，不知饮水，容易发生糖尿病高渗状态，其预后很差。

（3）老年人本来心血管疾病发病率就高，特别是动脉硬化和冠心病，患糖尿病以后会加重以上病情，加速疾病的发展。

（4）糖尿病本身可以发生白内障和视网膜病变，加重老年人的视力障碍。

（5）由于糖尿病代谢紊乱而引起神经病变，增加了老年人遗尿、尿失禁和末梢神经、自主神经病变的发生和发展。

以上急慢性并发症并非一定出现，但一旦出现有很大的危害性。出现的多少、轻重和糖尿病病情控制得好坏关系很大，控制得好，就可以减少或延缓发生。所以，只要及时合理地治疗，使病情稳定，可与健康老人一样欢度晚年。

第四节　糖尿病患者的手术问题

一、糖尿病患者手术前要注意的问题

糖尿病的代谢紊乱，增加了手术的复杂性和危险性。外科手术、麻醉和病人的焦虑又加重了糖尿病的代谢紊乱，不同病人手术后，血糖升高和降低也不完全相同。因此，病人和医师在术前必须注意以下问题：

（1）要充分了解手术类型和手术大小对糖尿病的影响。一般手术作为一种应激，可使血糖升高 20% 左右。心脏、腹腔、甲状腺等大手术可能发生大的应激、感染，需增加胰岛素的用量。垂体切除、肾上腺切除和感染病灶清除,可减少胰岛素的用量。

(2)对糖尿病进行全面检查,同时了解糖尿病并发症的情况,特别是心、肝、肾功能状态,并给予满意的控制,改善一般营养状态。

(3)停用口服降糖药物和长效胰岛素,用普通胰岛素控制空腹血糖在 8.8 mmol/L 以下,则有利于减少手术相关并发症的发生。

(4)在术前 2 ~ 3 日,每日给糖 250 g 左右,以增加肝糖原的储备。

(5)注意消除患者的焦虑,争取患者主动配合。

二、糖尿病患者术中和术后如何调整胰岛素用量

1. 手术日处理

(1)每 4 ~ 6 小时检查一次血糖,每增加 2 ~ 3 g 糖,增加 1 单位胰岛素,每 6 小时皮下注射一次。

(2)大手术时可用葡萄糖和胰岛素同时点滴,保持血糖水平在 9.3 ~ 14.8 mmol/L(150 ~ 250 mg/dL)之间。

2. 术后处理

病人若不能进食,每日最少应给 150 ~ 200 g 葡萄糖及相应的胰岛素,直到病人进食为止。在上述胰岛素治疗的同时应补充钾盐。

第八章

糖尿病与肥胖

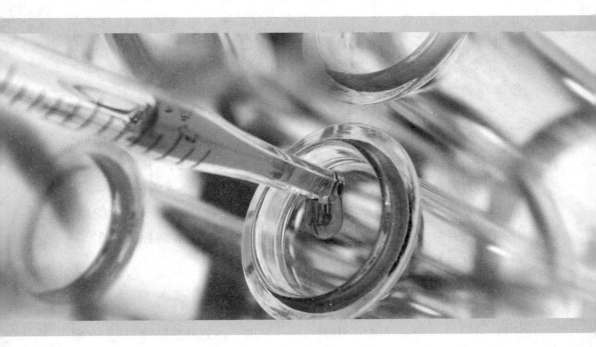

一、肥胖概述

肥胖是人们所熟悉的一种现象,随着人们生活水平的不断提高,肥胖者越来越多。当从食物中获得的热量多于人体消耗的热量时,热量就以脂肪的形式储存于体内,从而使体重增加,当体重超过标准体重的20%时,就形成肥胖症,超过10%而未达到20%者称为超重。肥胖者常伴发许多疾病,如糖尿病、高血压、动脉粥样硬化性心脏病及胆结石等,肥胖有引起人们过早死亡的危险,所以肥胖已受到人们的日益重视。

肥胖是由于机体生化和生理机能的改变,导致脂肪组织过多,体重增加。除因脂肪过多外,也可由于水分潴留或肌肉发达,故在诊断肥胖时需排除后两种情况。目前已可测定人体脂肪总量,30岁左右时,正常男性总脂肪量约为体重的15%,女性约为体重的22%。如男性体脂超过25%,女性超过30%～35%,即为肥胖。

正常人每日进食热量超过消耗量时,多余的部分并不被排泄掉,而是贮存于机体内。其中部分转变为肝糖原,但大部分转变成脂肪,储存于全身脂库中,其中主要为甘油三酯,但因糖原储存量非常有限,故脂肪为人体内热能的主要贮藏形式。在正常神经－内分泌系统的精密调节下,人体维持着正常体重和适量脂肪储存量而不发生肥胖,仅当调节失常时才发生各种类型的肥胖症。引起肥胖的原因很多,一般可归纳为下列几种:

1. 遗传因素

肥胖常与遗传有关,肥胖病人往往有家族发病史。如父亲或母亲肥胖,其子女肥胖的发生率约为40%～50%;如父母都肥胖,其子女肥胖机会提高到70%～80%。肥胖与遗传的关系不仅表现在身体局部脂肪的分布和骨骼状态方面,而且还表现在脂肪细胞数目和大小方面。有人证实,肥胖者除了脂肪细胞数目增加外,主要是细胞体积肥大。

2. 神经精神因素

下丘脑内有调节食欲的中枢,其中腹内侧核为饱食中枢,当兴奋时发生饱感而拒食,当破坏时食欲大增;腹外侧核为饥饿中枢,当兴奋时食欲亢进,当破坏时则厌食拒食,此两者相互调节,相互制约,在生理条件下处于动态平衡状态,使食欲调节在正常范围而维持正常体重。当某种原因使腹内侧核破坏时,则腹外侧核功能亢进而贪食无厌,引起肥胖;反之,如腹外侧核破坏时,则腹内侧核功能相对增强,而出现厌食,引起消瘦。另外,精神因素常常影响食欲,当精神过度紧张时,使肾上腺素神经受刺激而出现交感神经兴奋,食欲受抑制;当迷走神经兴奋而胰岛素分泌增加时,食欲则亢进。

3. 物质代谢

肥胖者的物质代谢与正常人相比有显著差别,如同样饮食,肥胖者的合成代谢比正常人亢进;肥胖者在休息和活动时消耗的能量比正常人少。

4. 内分泌

胰岛素有促进脂肪合成,抑制脂肪动员分解作用,在肥胖症中血浆胰岛素基础值及葡萄糖刺激后的水平均偏高,可促进脂肪合成,引起肥胖。肥大的脂肪细胞膜上胰岛素受体对胰岛素较不敏感,因此,2型糖尿病患者多伴有肥胖。

5. 饮食及运动

饮食过多而活动过少易于导致肥胖,研究发现,引起肥胖的食物主要是碳水化合物,因为,碳水化合物易于消化吸收,诱发内源性胰岛素分泌增加,使碳水化合物变成脂肪在体内沉积。肥胖与少动常常是相关的,许多人在停止有规律的运动以后即发展成肥胖。

二、糖尿病与肥胖的关系

糖尿病与肥胖之间存在着密切的关系,糖尿病是肥胖者代谢紊乱的一种合并症。肥胖可合并许多代谢紊乱,包括糖代谢紊乱、胰岛素不敏感、高胰岛素血症、高脂血症以及动脉粥样硬化等。长期持续性肥胖,糖尿病发病率明显增加。有统计表明:中度肥胖者糖尿病的发病率为正常体重的 4 倍,而重度肥胖者糖尿病的发病率为正常体重者的 21 倍,故认为肥胖与糖尿病的发生有着密切的关系,并认为肥胖是胰腺以外诱发糖尿病的因素之一。

2 型糖尿病患者由于相对性胰岛素缺乏或胰岛素抵抗,大多数患者起病时较肥胖,且呈缓慢起病。在临床上我们可以发现 2 型糖尿病的肥胖与非肥胖者其胰岛素水平有所不同。肥胖的 2 型糖尿病患者,多数胰岛素水平明显升高,而非肥胖的 2 型糖尿病患者或原来肥胖,但后来体重已下降到正常者,其血浆胰岛素水平并不升高。另外,肥胖者可通过降低体重,使糖耐量异常及高游离脂肪酸血症得到恢复。有研究表明,当使志愿者体重增加时,可引起血中胰岛素水平的升高以及糖耐量异常,而当使其体重降低或恢复正常时,会使以上的高胰岛素血症和糖耐量异常亦得到恢复。总之,肥胖与糖尿病有着密切的关系。

三、肥胖患者的糖代谢变化

1. 肥胖者的高胰岛素血症

半数以上的单纯型肥胖患者以及多数肥胖的 2 型糖尿病患者,其空腹及餐后的胰岛素水平常明显升高,从而形成高胰岛素血症。而高胰岛素血症可使机体增加摄糖并促进脂肪合成及聚积,进一步导致肥胖,这样形成一个恶性循环,最终导致胰岛素抵抗及糖尿病的发生。研究发现,如果饮食中总热量减少而含糖量并不减少时,血浆胰岛素水平并不降低。

2. 肥胖者葡萄糖负荷后可发生低血糖反应

肥胖者在服用葡萄糖后,可发生低血糖反应,这是由于服用葡萄糖后,引起血浆胰岛素分泌持续增加,3 ~ 5 小时后可出现血浆胰岛素水平不适当地过高,由于此时血糖已下降,所以,易引起低血糖,而且此低血糖可能是一些肥胖的 2 型糖尿病患者的首发症状。有人给肥胖者及肥胖的糖尿病患者服用双胍类药物,可消除这种葡萄糖负荷后所发生的低血糖反应,并认为双胍类药物可通过增加肌肉中葡萄糖的无氧酵解作用,而增加对糖的利用,减少高血糖症对胰岛细胞的刺激,从而降低高胰岛素血症,减少低血糖的发生。

3. 葡萄糖的氧化速率降低

这种情况是由于肥胖的非糖尿病及糖尿病患者肌肉摄取葡萄糖的速率降低,以及外周组织对胰岛素发生抵抗所致。研究发现,当肥胖者体重降低时,肌肉对葡萄糖的摄取速率增加。

四、肥胖的类型和糖尿病

肥胖按照其有无明确病因可分为单纯性肥胖和继发性肥胖,前者无明显病因可寻,而后者主要是继发于下丘脑、垂体、肾上腺及一些其他的内分泌疾病。如下丘脑的炎症、肿瘤导致腹内侧核的饱食中枢破坏,以致摄食增加而导致肥胖。柯兴氏综合征、甲低、高胰岛素血症等都可通过不同的机理导致肥胖。另外,根据测量方法的不同,体脂分布分为中心型肥胖和周围型肥胖(通过测量躯干皮褶厚度)或腹型肥胖和四肢型肥胖(通过测量腰臀比值)。一般认为腰臀比值大于 0.85 时为腹型肥胖,反之即为四肢型肥胖。近年的研究普遍地把腰臀比值作为区分不同类型体脂分布的简便而准确的指标,它与其他较复杂的指标密切相关,包括各种皮褶厚度等,并可预测外周血葡萄糖和胰岛素水平。运用 CT 研究表明,腰臀比值与腹部内脏脂肪分布有密切联系,而与腹部皮下脂肪无相关关系,因此,腰臀比值的意义近似于腹内脂肪,而腹内脂肪则具有不同于外周脂肪的重要代谢特点。

研究表明,腹型肥胖与糖耐量减低、高胰岛素血症和胰岛素抵抗有关。由此可推断出腹型肥胖者患 2 型糖尿病的危险性明显增加,反过来的研究也发现,2 型糖尿病患者多数的腰臀比值大于 0.85,也就是呈腹型肥胖。腹型肥胖者骨骼肌对胰岛素的敏感性下降,其外周葡萄糖的利用受阻,易导致高血糖,从而出现糖尿病。腹型肥胖还与脂肪细胞肥大有关,而后者与胰岛素抵抗相关,所以,腹型肥胖与糖尿病有密切关系。

五、肥胖者糖尿病的发病机理

肥胖为什么会出现糖尿病呢?有人认为肥胖者的脂肪及肌肉细胞对胰岛素不敏感,而机体为了调节这种代谢上的不平衡,就会使胰岛 β 细胞分泌更多的胰岛素以满足代谢的需要。肥胖者胰岛素的分泌量要比正常体重者高 5～10 倍,如果分泌量达不到以上水平,即表现为糖尿病。有研究发现,肥胖者的脂肪细胞其数量和体积均明显增大,而脂肪细胞膜上的胰岛素受体数目却相对减少,因此,肥胖者对胰岛素的敏感性均降低,从而出现葡萄糖的利用障碍,导致高血糖,而高血糖又可刺激胰岛素分泌,从而导致高胰岛素血症。由于肥胖者胰岛素需要量增加,胰岛必然负担过重,造成胰岛肥大,对肥胖者的尸检亦证明确实有胰腺过度增生的现象,所以,有人认为肥胖者由于胰岛长期持续受刺激,最终造成胰岛衰竭而发生糖尿病。

近年来的研究亦表明,肥胖程度越明显,空腹状态下高胰岛素血症亦越明显。空腹状态下胰岛素水平增高的机制,也认为是肥胖组织对胰岛素的抵抗,尤其是肥大的脂肪细胞,对胰岛素不敏感。研究还发现,肥胖者除胰岛素升高外还合并某些氨基酸的升高,它包括有缬氨酸、亮氨酸、异亮氨酸、酪氨酸及苯丙氨酸等,推测高氨基酸血症是肥胖对胰岛素不敏感的表现。高氨基酸血症亦可引起空腹状态下高胰岛素血症,因肥胖者比正常人需较多的胰岛素,以便葡萄糖能得到正常的利用,这意味着肥胖者对胰岛素不敏感。研究表明,不仅脂肪细胞、肌肉细胞对胰岛素不敏感,而且肝脏组织亦对胰岛素不敏感。以上均说明肥胖者存在胰岛素抵抗,进而导致高胰岛素血症,最终易导致糖尿病。

第九章

糖尿病与高血压

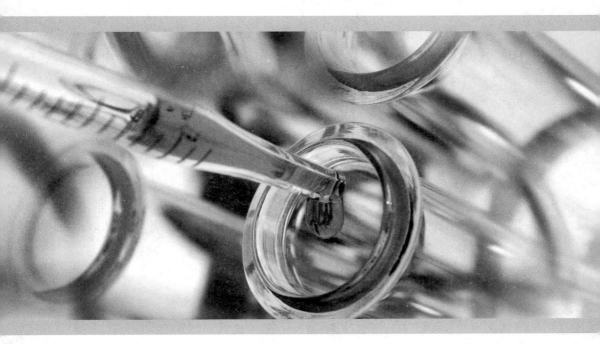

糖尿病患者中大约有 50% 的人合并高血压,在高血压患者中,伴有糖尿病的是非高血压的 2 倍以上,这说明糖尿病与高血压有密切的关系。长期糖尿病控制不佳,可促使高血压的发生和发展,并导致许多严重的合并症,如冠心病、中风和肾脏损害。这些疾患有时可使糖尿病发生致命的危险,因此,了解糖尿病与高血压的关系,控制糖尿病、防治高血压对提高糖尿病患者生活质量,延长寿命,具有重要的意义。

一、糖尿病患者中高血压的发病率

糖尿病患者的高血压患病率各家报道不一,最早报道 10% ~ 80% ,约为一般人群的 4 ~ 5 倍。1988 年有人报道糖尿病患者中高血压的患病率为 38% 。加拿大有报道糖尿病患者中高血压患病率为 50% ,国内有的报道为 28.5% ,北京协和医院报道为 48.1% 。

二、糖尿病患者发生高血压的原理

糖尿病患者在没有肾脏损害以前发生的高血压按习惯称为原发性高血压,在发生肾脏损害以后引起的高血压称为糖尿病性高血压。虽然后者有其固有的特点,但前者发病的基本因素对后者亦有相同的影响,现分别叙述如下:

(一)高血糖

高血糖是未控制好的糖尿病患者发生高血压的基本原因,主要通过以下几个方面起作用:

1.高血糖促进肾脏(近曲小管)对糖的重吸收

高血糖促进肾脏对糖的重吸收并同时促进钠的重吸收,使体内的总体钠量增加(10% 左右),因而细胞外液扩张(包括血管内容量增加),从而产生高血压。

2.高血糖是一种高渗透压的表现

通过渗透作用造成细胞外液扩张,其血容量增加,血容量增加将可造成一种内源性洋地黄(一种强心药)样的物质释放,这种物质如同强心甙,可增加心脏的收缩,使血管收缩并减少肾脏(肾小管)钠的回收,结果使机体一方面得以减轻过多的水盐负荷,另一方面却导致了高血压。

高血糖可促进血管平滑肌细胞增生,增加血管收缩,减弱了血管的松弛度。

(二)胰岛素抵抗(IR)及高胰岛素血症(HI)

2型糖尿病有明显的高胰岛素血症,而1型糖尿病在治疗时,如补充高于正常生理状态水平的胰岛素也会有高胰岛素血症。有实验证明,给老鼠注射人胰岛素,使胰岛素水平从180pmol/L升到288pmol/L,3天即可发生高血压,胰岛素主要通过以下几个方面起作用:

(1)促进肾小管对钠重吸收而增加总体钠和细胞外液量。

(2)增加交感神经活性,使去甲肾上腺素增加,后者使心脏收缩力加强,使外周血管阻力增加,并增加钠的重吸收而引起高血压。

(3)促进钠、氢交换,推测细胞钠、钙积蓄可以增加血管平滑肌对正肾上腺素和血管紧张素Ⅱ的敏感性,使血管加压反应增强从而引起高血压。

(4)通过胰岛素的促生长作用,使心室肥厚,胶原蛋白和收缩蛋白增加。

(5)通过调节前列腺素I2(PGI2)与前列腺素E2(PGE2)的水平发挥效用。

PGE2对血管的扩张作用较PGI2弱,当胰岛素升高时,脂肪组织产生PGI2、PGE2的作用受到抑制,因而其扩张血管的作用减弱,周围血管受肾上腺收缩作用增强,使周围血管阻力增加,血压升高。

（三）肾素－血管紧张素系统

正常人血浆肾素增加时可作用于血管紧张素原而转化为血管紧张素，后者可使血管收缩，血压升高。糖尿病性高血压是由于糖尿病引起的高血压，它不同于肾性高血压，它的血浆肾素、醛固酮水平是低的，其特点是有血容量增加，外周阻力升高，血浆肾素活性降低及其他异常。其机理可能是由于醛固酮系统长期受到抑制的结果，其原因是：水清除率减少，血容量增加；进入肾小球的动脉玻璃样变，造成动脉壁与近球细胞间障碍，防止肾素释放，因而血浆肾素降低；肾素本身的缺陷或合成缺陷，使血浆肾素降低；局部儿茶酚胺释放减少，肾素释放减少，使末梢血管阻力下降，血容量减少，钠利尿等降压机制来代偿升高血压的机制，在一段时间内可使血压正常。但当肾功能进一步恶化，水清除减少，血容量增加，再加上贫血排血量增加、动脉硬化等，就可导致高血压。

三、糖尿病合并高血压的临床特点

糖尿病患者发生高血压后有以下临床特点：

（一）以收缩压增高为主

大动脉的过早硬化，导致结缔组织的柔顺性降低，动脉弹性过早丧失，结果收缩压增高。

（二）女性较男性血压增加明显

脂蛋白脂酶的活性与睾酮的活性呈负相关，血内睾酮下降，脂蛋白脂酶的活性升高。脂蛋白脂酶可使脂肪堆积而加重高血压，女性睾酮较男性低，所以，血压增高比男性明显。

（三）卧位性高血压和立位性低血压

这个问题尚未阐明，可能和心脏及血管去神经支配，即糖尿病引起神经病变,使神经失去功能,使站立时血管床不收缩,心脏输出量不增加,外周血管容量减少,血压下降。

四、糖尿病合并高血压的严重并发症

糖尿病合并高血压是发生严重心脏血管疾患的重要信号,轻者可使生活质量下降,躯体致残,重者可发生致命的危险,现就几个严重的合并症叙述如下:

(一)冠心病

糖尿病人由于高胰岛素血症,既促进肝脏合成甘油三酯,使血脂升高,又可使血管内皮细胞增生,管腔狭窄,再加上血液黏度增加,在高血压的作用下,冠状动脉容易发生硬化而导致冠心病和心肌梗死。有报道,糖尿病人冠心病的发生率是非糖尿病人发生率的 1.5~4 倍,我国北京地区糖尿病人冠心病的发生率是非糖尿病人的 13 倍,特别是 2 型糖尿病因冠心病导致死亡的是非糖尿病人的 3~4 倍,有高血压的人冠心病增多,而且死亡率亦增加。过去认为舒张压是引起冠心病的危险因素,而现在认为糖尿病特别是 2 型糖尿病,收缩压增高是引起冠心病的主要危险因素,有人对 514 例糖尿病人 9 年内死亡的情况进行综合分析以后认为,除年龄因素以外,收缩压升高是糖尿病人死亡的最明显的预告,而与舒张压、血脂和病期无关。

(二)糖尿病肾病

糖尿病人的高容量、高灌注、高压力是造成肾脏损害的主要始动因素,过去长期认为高血压是肾脏疾病的结果,而不是肾脏病的原因,近年来认为,高血压是糖尿病肾脏病的原因,这可通过以下几点说明:

(1)遗传因素:高血压在肾脏病的发生和发展上是一个重要因素。以 2 型糖尿病的蛋白尿作为肾脏损害的标志,在 2 型糖尿病患者中有蛋白尿的患者父母血压高,无蛋白尿的患者父母血压降低。

（2）若以基础血压作为指标，与非蛋白尿的糖尿病人相比时，微白蛋白尿糖尿病人基础血压明显增加，因而推测在糖尿病肾脏病微白蛋白尿阶段是肾脏对高血压敏感性增高的结果。

（3）使有微白蛋白尿的1型糖尿病患者血压正常进而相应的微白蛋白尿亦好转或正常，所以，认为尿中微白蛋白尿的含量与高血压有关。高血压特别是高收缩压，促进了糖尿病肾病的进程。

（4）平均血压为 103～133 mmHg 的1型糖尿病病人中，持久性蛋白尿的发病率是平均血压为 70～90 mmHg 的病人的4倍多，说明有高血压的人肾脏病多。

2型糖尿病患者血压的情况比较复杂，不像1型糖尿病清楚，通常有两种情况，一种是在肾脏疾病以前就有高血压，另一种是在糖尿病以前就有高血压。糖尿病与高血压联系的共同基础可能是胰岛素抵抗。

糖尿病合并高血压引起肾脏损害的机理是肾脏处在高压状态，促进毛细血管基底膜增厚，血管硬化，肾小球滤过面积减少，继而发生功能和结构的变化。

五、糖尿病合并高血压的治疗

（一）糖尿病合并高血压治疗的意义

（1）防止和延缓高血压和动脉硬化所致的缺血性心肌病、心肌梗死、脑卒中的发生和发展，减少以上疾病的死亡率。

（2）防止和延缓糖尿病肾病发展，减少糖尿病肾病所致的尿毒症死亡率。

有人报道14例糖尿病合并高血压患者降压治疗 32～91 月，其中11例血压有效降低，10例尿蛋白减少。如果把肾功能减退到非透析不可的程度作为指标，采取降压治疗到此程度需要21年，而不降压治疗需7年，降压治疗使透析的时间推迟了2倍。其机理是降压治疗降低了肾小球内压力和滤过压，从而减轻了肾脏的损害。

（3）减少视网膜病变的发病率，减少出血、渗出和水肿，Feuscher认为降压治疗本身可以减少视网膜病变的发病率。

（二）糖尿病合并高血压的非药物治疗方法

1. 减轻体重

肥胖不仅可降低胰岛素的敏感性，对糖尿病患者不利，而且对高血压也不利。因为肥胖常伴高血压，有很多证据表明肥胖患者致病率和死亡率都增高，这多与心、脑血管异常有关，所以，肥胖者应该减轻体重，以减少到理想体重的15%以下较为合适。

肥胖产生的原因，主要是热量摄入较多，消耗较少，过多的热量以脂肪形式储存体内。因此，减轻体重的基本措施为限制饮食，使每日热量摄入最高不要超过每千克体重 25 千卡，适当运动，其原则是从少量开始逐渐增加活动量，使之达到中等程度运动量，最好是在餐后半小时，正当血糖升高时活动，对消耗糖有一定好处。

2. 控制盐的摄入

高钠可使血容量增加，从而加重高血压，所以，要控制盐的摄入，每天钠量不超过 1.5～2.5 g，相当于每日食盐 4～6 g。

3. 禁烟

吸烟可使血内儿茶酚胺增加，而加重血管收缩，增高血压。

4. 饮酒

可少量饮酒，每日可饮相当于 50 度白酒 30ml 左右的任何酒类。美国调查了近 5000 人发现，少量饮酒的人高血压程度低，高血压所致冠心病少，患了冠心病发生心肌梗死的少，患了心肌梗死的死亡的少。这说明少量饮酒，可促进血液循环，扩张血管，促进侧支循环，有益于防止高血压及其他合并症的发生。

（三）糖尿病合并高血压的药物治疗

常用的药物有：血管紧张素转化酶抑制剂、血管紧张素 II 受体拮抗剂、钙离子拮抗剂、β受体阻滞剂、噻嗪类利尿剂等。

（1）血管紧张素转换酶抑制剂（ACEI）：主要有卡托普利、依那普利、贝那普利、赖诺普利、雷米普利、培朵普利、福辛普利等。该药通过抑制血管紧张素 I 转换为血管紧张素 II，不灭活缓激肽，产生降压效应。单药治疗 60%～70% 都有降压效果，大多 1 小时内见效，但需几周才能达到最大降压效应。与利尿剂、钙拮抗剂合用可增加降压效应，与 β 受体阻滞剂合用，增效不明显。该药可减少左心室肥厚，其作用优于其他降压药；能增加胰岛素敏感性，减少胰岛素抵抗；能减少肾病的微量白蛋白尿，延缓肾损害的进展；能抗氧化抑制动脉硬化，改善心脏功能，治疗心力衰竭。它的主要副作用是容易引起干咳，有导致血钾升高的风险。

（2）血管紧张素 II 受体拮抗剂（ARB，沙坦类）：主要有氯沙坦、缬沙坦、厄贝沙坦、坎地沙坦、替米沙坦等。ARB 是一种与 ACEI 作用机理相近的降压药，ARB 是阻断血管紧张素 II 的受体，产生治疗效应。该药的降压强度和幅度与其他标准降压药基本相同。该药可以防止左心室肥厚，对已肥厚的左心室可能会使其逆转；对动脉硬化血管有一定的重塑作用；能够减少蛋白尿，对肾脏也有除降低血压外的保护作用，还可以治疗心力衰竭，它对于心脏病的死亡和猝死率的下降优于 ACEI，两种药同时使用，可进一步增强对心脏的保护作用；对血脂和血糖无不良影响，还有增加尿酸排泄的作用。该药副作用少，引起血钾升高的危险低于 ACEI。

（3）钙离子拮抗剂（CCB）：主要有非洛地平、氨氯地平、硝苯地平、拉西地平等。它通过阻滞钙通道，扩张血管，松弛血管平滑肌来达到降压效果，可同时降低收缩期和舒张期血压，降低收缩压更明显，降压效果较强；它同时舒张冠状动脉血管，可以治疗心绞痛；还可逆转高血压所致的左心室肥厚；对糖、脂代谢和电解质无明显影响，长期使用无耐受性。第一代短效的钙离子拮抗剂（如硝苯地平），目前仅用于血压突然增高的含服用药。第二代的非洛地平缓释剂、第三代的氨氯地平当前应用比较广泛，效果也比较好，副作用也比较少。

（4）β受体阻滞剂（洛尔类）：主要有普萘洛尔、美托洛尔、比索洛尔、阿替洛尔、阿罗洛尔等。对心脏的保护作用强，可降低心肌的耗氧量，减少心肌梗死后面积的扩大，对于高血压伴有心力衰竭和心律失常时该药的治疗效果更好。它可大大降低糖尿病患者心血管疾病的死亡率和心血管事件的发生。该药可降低患者对低血糖的反应，使用时要增加检测血糖的频率。该药还有降低心率的作用。

（5）利尿剂（噻嗪类）：以氢氯噻嗪（双氢克尿赛）为主，其次有吲达帕胺等。通过扩张血管等作用，降压效果达80%，是降压药的主力军。对于左心室肥厚和心力衰竭有肯定的治疗作用。利尿剂中的某些种类对糖代谢和脂代谢有不利影响，有些尚可增加血尿酸的浓度，糖代谢紊乱及糖尿病患者、痛风患者和高脂血症患者不能用。

（6）α受体阻滞剂（唑秦类）：有哌唑秦、特拉唑秦、多沙唑秦、曲马唑秦等。该药除了有降压作用，还可以改善前列腺增生症状，对脂代谢有一定的好处，有降低胆固醇的作用。对电解质、肝功、糖代谢和尿酸的排泄没有影响。其副作用是容易引起体位性低血压，它是伴有脂代谢紊乱和前列腺疾病的老年高血压患者优先选择的药物。长期使用容易产生耐药性，单独服用容易导致水钠潴留。

原发性高血压病必须终生服药。一般来讲，如果没有糖尿病，糖代谢、脂代谢正常，又没有痛风的高血压患者，可首选利尿剂；对于有轻度肾损害者，可首选血管紧张素转换酶抑制剂或血管紧张素Ⅱ受体拮抗剂；对于使用血管紧张素转换酶抑制剂因干咳不能耐受者，可改用血管紧张素Ⅱ受体拮抗剂；对于有高血压又有前列腺肥大者，可选用α受体拮抗剂（特拉唑嗪）；对高血压伴有心脏衰竭和心律失常者，可选用β受体阻滞剂，但对于心率过慢者，则不应选此药。如果用一种药已经不足以控制血压时，可以增加剂量或与另一种降压药联合应用，一般以与另一种药联合应用为好。

第十章

糖尿病的危险因素

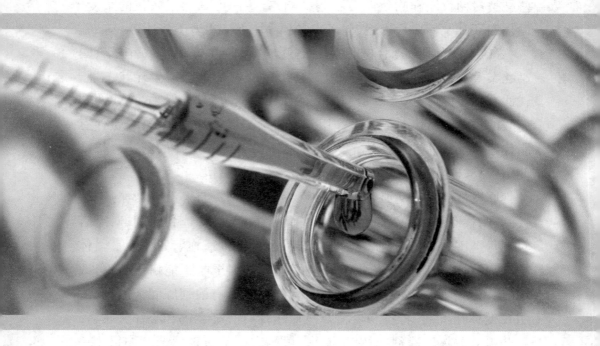

我国 1980 年糖尿病的发病率为 0.6%,1995 年为 2.5%,2007 年为 9.7%,2010 年为 11.6%。截止 2015 年,在全球范围内,糖尿病患病率高达 8.8%。糖尿病的死亡率仅次于癌症和心血管病。糖尿病引起的慢性心血管病在美国占糖尿病人数的 76.5%,糖尿病患者死于动脉硬化的占糖尿病患者死亡人数的 80%,其中 75% 是冠心病,25% 是脑血管和周围血管病。糖尿病患者的冠心病的发病率是非糖尿病患者冠心病发病率的 1.5~4 倍,有的报告为 11 倍;糖尿病所致的缺血性坏疽是其他原因所致的缺血性坏疽的 20~30 倍。美国年龄在 50 岁以上的糖尿病人中是 40 倍。糖尿病人的失明是其他原因导致失明人数的 28 倍。美国糖尿病人中,每年约有 6 万人做非外伤性的下肢截除,其中,有一个地区 2 型糖尿病病人进行脚趾截除的为其他原因而截趾人数的 400 倍。这些触目惊心的数字表明糖尿病是何等的危险!广大医务工作者应尽最大的努力,控制糖尿病的危险因素,减少糖尿病合并症,提高病人的生活质量,延长病人的寿命,现将糖尿病的一些危险因素叙述如下:

一、高血糖

高血糖之所以是糖尿病的危险因素,是因为它会损害 β 细胞和酶类的功能,加重高血压和肾脏损害的进程。

(一)高血糖对 β 细胞的损害

β 细胞是胰腺中分泌胰岛素的细胞。葡萄糖能否直接损害 β 细胞及葡萄糖如何损害 β 细胞功能,一直是未解决的问题,糖尿病人一生中很难通过治疗获得正常的血糖水平。但从高血糖控制能减慢糖尿病并发症的发生来看,葡萄糖肯定能损害 β 细胞的功能,其损害分两个阶段。

1. 高血糖使 β 细胞对葡萄糖失敏感

有人把人的 β 细胞组织在高葡萄糖浓度下培养 48 小时,再灌注高浓度葡萄糖培养下的胰岛,结果葡萄糖诱发的胰岛素分泌减少。

同样,用高浓度葡萄糖培养 7 天,结果观察到胰岛素分泌减少,葡萄糖诱导的胰岛素分泌受损,当改用低浓度葡萄糖培养时,胰岛素分泌又可恢复,说明分泌功能是可逆的,但这个实验不过两周,所以,提出了葡萄糖失敏感的概念。这个概念认为,反复的较短时间的接触葡萄糖可出现暂时性的、生理性的和可逆的细胞抵抗,进而得出结论,在糖尿病早期,胰岛细胞对葡萄糖失敏感。

2. 高血糖对 β 细胞的毒性

如果把胰岛细胞放在高浓度葡萄糖下培养,不像前述作短时间培养,而是培养 6 个月以上,再放入低浓度葡萄糖中培养,胰岛 β 细胞也不会恢复功能。这种持久的、不可逆的非生理性分泌功能丧失,被认为是葡萄糖对 β 细胞的毒性作用的结果。其机理可能是基因转录缺陷。

总的说来,持久的高血糖刺激,使 β 细胞持久分泌胰岛素,从而使其储备功能减退,进一步的刺激 β 细胞功能衰竭,胰岛素的分泌和合成减少,通过以上实验说明,高血糖是可以损害 β 细胞的,损害过程可以分两个阶段,第一阶段是失敏感,第二阶段是基因转录缺陷,使胰岛素分泌降低。

(二)高血糖对高血压的影响

近年来有人认为高血糖可能是高血压的一个独立的危险因素。有实验证明平均血压与餐后的血糖是独立正相关。血糖对高血压的影响可能是通过以下机制产生的:高血糖增加糖在近曲小管的重吸收及钠的重吸收,增加体内钠的容量(常为 10% 左右)和细胞外液容量,使血容量增加致血压升高;血糖与电解质相似,能进入动脉血管壁细胞,引起细胞内水潴留,增加血管收缩反应性,导致周围血管阻力的增加;交感神经的活性可能是血压与血糖相关的一个环节,高血糖时细胞内被灌注的葡萄糖可增加血管平滑肌对交感神经系统的反应性,使血压升高;葡萄糖可直接作用于血管平滑肌细胞产生一系列的变化,影响血管的结构,导致血管细胞增生、渗透性增加和平滑肌收缩力增加等。

(三)蛋白质的非酶糖化

蛋白质是构成人体的重要物质,广泛分布于全身各个脏器、组织、细胞及血液,它不但可以参与各种生理功能,而且可以进行非酶蛋白糖化。所谓非酶蛋白糖化就是葡萄糖无需酶的作用和体内很多蛋白质的氨基不可逆的以共价键结合的过程,也叫糖化作用,其结合的产物叫糖化蛋白。蛋白糖化的速度与葡萄糖水平及与葡萄糖接触的时间长短有关。在高糖环境下,体内蛋白质发生过度糖化,最后形成不可逆的糖基化终末产物(AGE),后者产生过多,能引起许多组织的病理生理改变。

1. AGE 致蛋白结构改变

这种结构的变化可以引起一系列的病理生理改变使患者病情加重。如晶体蛋白结构改变可促使晶体混浊;肾脏蛋白结构改变可使基底膜增厚而发生糖尿病肾病;视网膜蛋白结构改变可导致糖尿病视网膜病变。

2. AGE 致蛋白的功能改变

AGE 使蛋白质的功能改变主要是使蛋白质的生物活性下降,这会引起糖尿病一系列的病理生理变化。

如 IgG 糖基化后,其免疫效价降低,即免疫功能下降,影响机体的免疫功能。血红蛋白糖基化后,血红蛋白与氧的亲和性增加,导致组织缺氧。胶原蛋白糖基化,能使血管基底膜上呈负离子状态的成分减少,这样对血浆中带负电荷蛋白质如白蛋白的排斥作用降低,这是糖尿病肾病蛋白尿的原因。葡萄糖进入肌肉和脂肪细胞内,进一步代谢需依赖胰岛素作用,通过葡萄糖转运载体才能完成转运。葡萄糖转运载体蛋白质糖化后,其功能受损,影响胰岛素的作用。糖化蛋白自动氧化可产生自由基,机体主要清除自由基的酶类,如超氧化歧化酶(SOD),这些酶糖化后活性降低,造成自由基堆积而危害身体。高血糖导致糖化低密度脂蛋白,引起高脂血症,对动脉硬化的发展起主要作用。

3. 蛋白的降解作用下降

蛋白糖化后,对分解酶作用的敏感性下降,致使糖基化蛋白在体内进一步堆积。蛋白质分解酶糖化后,干扰了分解酶的作用。例如,纤维蛋白分解酶作用下降,而纤维蛋白沉积于肾小球毛细血管基底膜上,纤维蛋白沉积是毛细胞血管闭塞和肾衰竭的原因。

4. AGE 致葡萄糖代谢酶类的改变

血糖持续增高到一定程度(160 ~ 200 mg/dL 以上)时,其葡萄糖代谢的酶类功能就要受到影响,而影响糖的代谢,加重糖尿病,如果葡萄糖激酶活性降低,即可影响葡萄糖在肝脏的摄取和代谢。

二、高血压

糖尿病患者中 50% 有高血压,而高血压是糖尿病的独立危险因素,通过以下几个方面起作用:

(一)冠心病

由于高血压所致的冠状动脉硬化,容易发生冠心病。临床特点是发病率高,发生早,进展快。

有报道,糖尿病患者发生冠心病的发病率是其他原因引起冠心病的 11 倍,而高血压者更多。世界卫生组织报告,在 2 型和 1 型糖尿病中有高血压的冠心病人数是没有高血压的冠心病人数的 3.5 倍。另有报道,糖尿病人中有高血压的与正常血压的人相比,死亡率增加 2.2 ~ 5 倍。有人对 514 例 9 年内死亡的糖尿病人进行综合分析后发现,除年龄、胆固醇、舒张压、病程以外,收缩压上升是糖尿病病人死亡的最明显预告,即收缩压增高是糖尿病病人死亡的最危险因素。

（二）糖尿病肾病

高血压是糖尿病肾病的危险因素。过去认为，肾脏损害是引起高血压的原因，近几年有报告认为，高血压是糖尿病肾病的主要原因。

（三）视网膜病

高血压增加视网膜毛细血管的压力，导致内皮细胞损伤，毛细血管渗出、水肿、视网膜血管闭塞。

（四）脑中风

糖尿病合并脑血管病变的发病率为 16.4% ~18.6% ，在我国有人报道，50 岁以上糖尿病患者中发生脑血管病的占 80% ，糖尿病患者死于脑血管合并症者远高于欧美各国，我国以脑梗死最为多见，主要发生在 2 型糖尿病，而且是 2 型糖尿病死亡的首要原因，因此，脑血管病的危险因素在我国有更加重要的意义。

高血压引起脑中风是因为糖尿病人有明显的动脉粥样硬化，再加上微血管有基底膜增厚，使脑部的血流量下降。其次，是由于脂质代谢异常、高血糖、纤维蛋白原升高，加速血小板聚积的因素等使血黏度增加，血液处于高凝状态，再加上微循环障碍，促使微血栓形成，大量微血栓形成是短暂性脑缺血发作的基础，是脑血管病变中小梗死和多发性腔梗较为多见的原因。致死性大面积梗死与有无糖尿病无关。尽管如此，糖尿病合并脑血管疾病的死亡率仍接近 1/5 ，因此，必须高度重视。

三、微量白蛋白尿

糖尿病病人中有微量白蛋白尿比无微量白蛋白尿的死亡率大 40倍，所以，微量白蛋白尿是一个重要的危险因素。增高系指微量白蛋白排泄率为 30 ~300 mg/24 h ，相当于 20 ~200 μg/min ，上限相当于尿蛋白 0.5 g/24 h。糖尿病患者出现微量白蛋白尿是由于肾小球滤出增加所致,而不是高血压所致,这从以下情况可以说明:用去甲肾上腺素升压,微量白蛋白排泄率不升高,中、重度体力劳动引起全身血压升高,而微量白蛋白排泄率只轻度升高。前瞻性研究发现微量白蛋白排泄率升高先于血压升高。

微量白蛋白排泄增加的机理是:肾小球的高滤过与肾小球血管床总体增加有关,使白蛋白滤出随之增加。该滤过与高血压无关,主要是基膜电荷丢失,而失去识别同电荷分子的能力(白蛋白是带负电荷的),正常生理情况下肾脏基膜有一层滤膜带有负电荷,根据同电荷相斥、异电荷相吸的原理,血浆带负电荷的白蛋白在滤出时遇到基膜的负电荷,两者相互排斥,这样白蛋白就不易被滤出。在糖尿病时,基膜失去负电荷,在遇到白蛋白时丧失了相互排斥的能力,因而白蛋白容易漏出,使尿白蛋白增加。

有人做实验证明:肾小管对白蛋白的重吸收是正常的。

在 1 型糖尿病人中,微量白蛋白尿排泄率增高约为 6% ~ 22%,在出现微量白蛋白尿的初期并无大小血管的改变,血压也低于 21/12 kPa(160/90 mmHg),出现微量白蛋白尿的危险在于患临床糖尿病肾病的危险性最大,临床糖尿病肾病是指尿中微量白蛋白高于 300 mg/24h(200 μg/min),尿总蛋白达到 0.5 g/24 h,出现微量白蛋白尿的患者死亡率增高,大多数死于心血管病,小部分死于肾衰。对所有的病人,监测是否有微量白蛋白尿非常重要,它对死亡与否有预测价值。早期降压可使其肾小球滤过率下降速度减少 50%,增加存活率,特别是临床高血压发生之前。另外,降低血糖亦可减轻肾衰进程。

在 2 型糖尿病人中,微量白蛋白排泄率增加者为 30% ~ 40%,在诊断时就有微量白蛋白尿排泄率升高的人,死于心血管病的概率增加。

糖尿病患者一旦出现蛋白尿,肾功能衰退,有 50% 的病人将在 7 年内进入终末肾衰竭,不做肾移植和血透,病人就要死亡,所以,早期发现和防止肾功能的恶化对延长患者寿命有重大的意义。

四、胰岛素抵抗综合征

胰岛素抵抗综合征是指靶组织器官对胰岛素的反应性降低、受损或丧失而产生的一系列变化和临床症状。几乎所有的 2 型糖尿病都存在有不同程度的胰岛素抵抗,近几年来又提出胰岛素抵抗综合征,即 X 综合征,其中包括冠心病、高血压、高脂血症、糖尿病、肥胖和卒中。

当有胰岛素抵抗时,机体为克服胰岛素抵抗引起代偿性高胰岛素血症。高胰岛素血症引起的危害是:

(1)增加肝脏极低密度脂蛋白合成,降低其清除,增加肝脏高密度脂蛋白分解,使其下降。

(2)刺激各种生长因子,包括胰岛素样生长因子,而促进动脉平滑肌细胞的增殖。刺激结缔组织增生,加强胆固醇、甘油三酯在动脉壁的合成和沉积,促进动脉硬化。

(3)加强肾脏 $Na^+ - H^+$ 泵的交换作用,使钠吸收增加,降低 $K^+ - Na^+ - ATP$ 酶活性,增加交感神经活性,引起高血压。因此,预防高血脂、高血压、动脉硬化,必须减少胰岛素抵抗,减轻高胰岛素血症以减少危险性。

五、肥胖与高脂血症

肥胖与糖尿病合并存在,肥胖越严重,患病率越高。中等程度肥胖者糖尿病患病率为正常体重者的 4 倍,高度肥胖者则为 21 倍。依据体脂分布,肥胖大致可分为两型:中心型肥胖(或称上半身肥胖、男性型肥胖、腹型肥胖、内脏型肥胖)和周围型肥胖(或称下半身肥胖、女性型肥胖、四肢型肥胖、皮下型肥胖)。肥胖者体脂的分布类型与糖尿病患病率有关。内脏型肥胖者糖尿病患病率显著高于皮下型肥胖者,肥胖者多有高胰岛素血症,其升高程度与肥胖程度呈正相关,且可随体重减轻而得以改善。肥胖者的高胰岛素血症主要原因是胰岛素分泌亢进,且属原发性改变,其机理是:肥胖者肝脏的胰岛素清除率下降,其清除率与 BMI[体重指数＝体重(公斤)／身高(米)平方]、WHR(腰臀围比值)呈负相关。

大量动物实验和临床研究都已证实,高脂血症是动脉硬化的首要因素,后者又是冠心病、脑血管病的重要因素。高脂血症在非糖尿病人中发生率为 20% ～40%,在糖尿病人中发生率为 60% ～70%。糖尿病人死于动脉硬化的占 50%,其中 75% 为冠心病、25% 为脑血管和周围血管病。

糖尿病合并脑血管病的人数是非糖尿病合并脑血管病人数的 4 ～5 倍,糖尿病合并缺血性坏疽者国内报道为 0.9% ～1.7%,而国外为 5.8% ～6.3%,是非糖尿病合并缺血性坏疽人数的 20 ～30 倍,50 岁以上是 40 倍。

控制不佳的 1 型糖尿病病人,肝脏合成极低密度脂蛋白增加,而脂蛋白脂酶活性降低,导致极低密度脂蛋白减少,常出现高甘油三酯血症和高胆固醇血症。脂蛋白糖化以后,可降低其与受体的亲和力,导致低密度脂蛋白清除减少。2 型糖尿病病人主要是极低密度脂蛋白、甘油三酯、胆固醇升高,高密度脂蛋白降低。

由于高脂血症是引起心血管疾病的基础,是心血管疾病、2 型糖尿病的首位原因,因此,高脂血症作为糖尿病的危险因素应予积极防治。有报道血脂降低 1%,冠心病发病率下降 2%,因此,防止血脂增高,对糖尿病及其他危险因素的预防也有极其重要的意义。

其他危险因素包括年龄、高凝状态、高黏血症等,应给予高度重视。了解糖尿病的危险因素,积极的防治这些危险因素,对提高糖尿病人的生活质量,延长寿命有着极其重要的作用。医务工作者和广大患者都应积极地行动,为消除这些危险因素而共同奋斗。